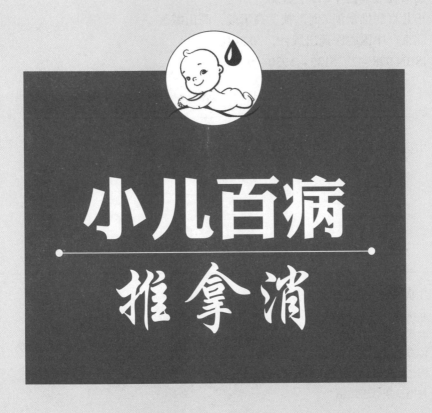

小儿百病
推拿消

何世桢　高清顺　高山 / 编著

U0335119

中国中医药出版社
·北京·

图书在版编目（CIP）数据

小儿百病推拿消 / 何世桢，高清顺，高山编著 .—
北京：中国中医药出版社，2020.10
ISBN 978 - 7 - 5132 - 5930 - 9

Ⅰ . ①小… Ⅱ . ①何… ②高… ③高… Ⅲ . ①小儿疾
病—推拿 Ⅳ . ① R244.154

中国版本图书馆 CIP 数据核字（2019）第 276688 号

中国中医药出版社出版

北京经济技术开发区科创十三街 31 号院二区 8 号楼
邮政编码　100176
传真　010 - 64405750
河北仁润印刷有限公司印刷
各地新华书店经销

开本 710×1000　1/16　印张 14.25　字数 188 千字
2020 年 10 月第 1 版　2020 年 10 月第 1 次印刷
书号　ISBN 978 - 7 - 5132 - 5930 - 9

定价　49.80 元
网址　www.cptcm.com

社 长 热 线　010-64405720
购 书 热 线　010-89535836
维 权 打 假　010-64405753

微信服务号　zgzyycbs
微商城网址　https://kdt.im/LIdUGr
官 方 微 博　http://e.weibo.com/cptcm
天猫旗舰店网址　https://zgzyycbs.tmall.com

如有印装质量问题请与本社出版部联系（010 - 64405510）

说到妈妈心坎儿里的小儿推拿

我家大宝上幼儿园时，拗不过朋友热情相邀，做了一次综合检测。据朋友说，这种检测可以对孩子在学习、音乐、运动等方面进行打分，从而帮助家长更好地发挥孩子特长，因材施教。结果出来后，我哭笑不得，居然提示孩子运动天赋优良。要知道，我和妻子上学期间都没有运动天赋。尤其是我，记得上小学时，班里要组建个篮球队，十个男同学挑走了八个，没被挑走的两人中就有我。

后来想一想，这应该得益于孩子身体结实、极少生病的缘故。我家二宝亦是如此，两岁，近三十斤，小壮汉一个。这一切，需要感谢我所在的河南中医药大学第一附属医院的医生们毫不吝啬地向我传授中医知识、育儿经验，也不得不提一提神奇的中医小儿推拿。

我出版第一本育儿书，是因为在大宝出生后，我遇到了很多育儿的问题。作为一个没有育儿经验的人，遇到这些问题，我当时也是六神无主，于是就给医院的医生们打电话，或当面请教。他们总是将枯燥的医学知识用最生动的语言转述给我，将最简单有效的方法倾囊相授。

图书出版后，很多家长相继问了很多他们在育儿过程中出现的问题。于是，我又一鼓作气，采访了我们医院的多位儿科医生，写作并出版了第二、三本书。

在这个漫长的过程中，我发现自己对中医越来越迷恋。在工作之余我开始有目的地系统学习《黄帝内经》《中医基础理论》《中医儿科学》《中医推拿学》等中医著作。同时，我也发现了一个问题，我以前出版的育儿著作不够系统。

看到这个问题后，在此后的采访中，我开始有针对性地进行弥补。比如遇到小儿脾胃的问题时，我会针对小儿脾胃常见问题的分型辨证进行系统采访。例如脾胃气虚、脾胃湿热、脾胃不和、胃强脾弱、心脾积热等每一个证型都讲一讲，相应的小儿推拿法也同样进行采访撰写，并通过微信公众号进行发表。所以，在这本书里，无论是脾胃问题，还是呼吸系统问题，家长都能看到系统的分型辨证后对应的小儿推拿法。

　　这是一本系统性强、实用性强的小儿推拿书。

　　当一篇篇小儿推拿的文章推送出来后，得到了家长们的认可，也吸引了很多小儿推拿师。很多小儿推拿师跟我交流的时候，会问我一个问题，为什么自己进行小儿推拿时效果不明显。

　　现在，大街小巷的小儿推拿馆比比皆是。但是这些推拿馆里的小儿推拿师有个特点，那就是没有经过系统的学习。比如说，中医有正治法和反治法。有些病需要"寒者热之、虚者补之、急者缓之、惊者平之"等等，但是还有一些病需要反治，比如说痢疾，在手法上需要"清大肠"，将肠中湿热清除出体外。很多小儿推拿师没有掌握辨证精髓，一看孩子拉肚子了，就给补大肠，怎么能见到效果呢？

　　这本书的受访专家是全国著名的小儿推拿师、曾任河南省推拿学会主任委员多年的高清顺主任医师和高山副主任医师。

　　这是一本权威的小儿推拿书。

　　将小儿常见病分型辨证并系统采写推送，通过自媒体推送出来后，家长们非常喜爱。在今日头条上，有些小儿推拿的文章阅读量达到了惊人的350多万次。

　　历时两年多，这一百余篇小儿推拿文章可以说是写到妈妈们的心坎儿里了。成书付梓，甚幸甚好！

何世桢

2020 年 7 月 5 日

小儿脾胃问题的推拿疗法

目录 CONTENTS

2 / 脾虚的孩子身体瘦、个子小、不吃饭，请这样推拿与调理

4 / 脾虚的孩子爱咳嗽，这样推拿、吃饭、玩耍

6 / "脾胃积热"的孩子易食积、睡觉易醒、脾气大、多动，怎么推拿

9 / "脾胃虚寒"的孩子，用这个办法补补阳气吧

11 / "脾胃不和"的孩子口臭、肚胀、大便干，请这样推拿

14 / "脾虚肝旺"的孩子鼻梁发青、爱哭闹、磨牙、不好好睡觉，要这样推拿

16 / "心脾积热"的孩子内热大、脾气急、不睡觉，这样推拿灭火

18 / "脾肺气虚"的孩子吃饭差、爱感冒咳嗽，请这样推拿

21 / "脾虚疳积"的孩子身体瘦、个子小、爱生病，把这套小儿推拿手法拿走

23 / 吃那么多还是瘦，"胃强脾弱"，推拿法让孩子胖几斤

27 / 脾虚的孩子大便稀、爱拉肚子，请这样推拿这样吃

29 / 脾虚的宝宝爱出汗，时间久了伤身体

31 / 推拿 15 分钟，孩子又白又厚的舌苔没了

32 / 孩子手上两个健脾穴，没事儿揉揉好处多

33 / 四缝穴就是孩子的"健胃消食片"

33 / 孩子呕吐你手忙脚乱了吧？还不记住这个止呕穴

35 / 宝宝厌食、偏食、消化不良，捏脊就是好办法

36 / 孩子肚子不舒服，这位宝妈是用袜子搞定的

37 / 孩子，你吃那么多饭，都吃到哪儿去了啊

39 / 这样推，让孩子大口大口吃饭

40 / 身体差、吃点好的就上火，"虚不受补"的孩子请这样推拿

第二章 小儿食积的推拿疗法

44 / 小儿食积的饮食、中药、按摩调理法

46 / 食积便秘请这样推最有效

47 / 看看孩子的手指头就能早点发现食积

48 / 食积咳嗽的小儿有效推拿

51 / 请各位宝妈把食积发烧的小儿推拿、食疗法记下来

52 / 孩子食积瘦小个子矮，试试这套"小儿长高推拿疗法"

55 / 小儿脾胃虚、易食积，请把这套推拿手法用上

57 / 动不动就食积、反复感冒发烧，请这样给孩子推拿

59 / 孩子长期食积，怎么调？应该注意啥

63 / 孩子手上有 4 个消食积穴，推推揉揉百病消

64 / 难缠的"食积咳嗽"其实不难治

66 / 孩子食积发烧，这种"釜底抽薪"的方法非常好

68 / 宝宝口气重、厌食、肚子胀、积食怎么办

69 / 经常给孩子清清肠胃，他就不生病了

70 / 让孩子"胃"里通畅的三大穴，看一眼终生不忘

71 / 孩子身上的几个"吃饭穴"，一揉就狼吞虎咽

73 / 最近，有两位宝妈因为孩子不爱吃饭受刺激了

75 / 针刺四缝穴治疗小儿厌食，效果非常好

76 / 孩子晚上睡觉说"肚子不舒服"，妈妈怎么办

77 / 孩子肚子胀不舒服，妈妈巧手消消乐

第三章 小儿肠道疾病的推拿疗法

80 / 龟尾穴又叫"拉屎穴"，小儿便秘就找它

80 / 孩子嗓子疼、便秘、消化不良，记住它

81 / 这样推几天，孩子就不便秘了

83 / 今天教大家两个治大便干、便秘的"拉屎穴"

85 / 孩子吃多了为什么会拉肚子？怎么办

87 / 这种推拿治疗小儿伤食泻，效果极好

89 / 大便通，病不生！请家长牢记小儿通便四大穴

91 / 脾胃虚、大便稀、个子小、常生病的孩子怎么办

93 / 宝宝内热大、小便黄、大便干，怎么办

94 / 小儿推拿 15 分钟，孩子的眼睛不红了，没眼屎了

96 / 孩子大便"前干后稀"的原因在这里

97 / 宝宝肠子经常叫，不妨揉揉外劳宫

 ## 小儿呼吸系统疾病的推拿疗法

100 / 记住这 3 个温阳散寒穴，孩子受凉、感冒、拉肚子不用怕

101 / 孩子受寒为什么会咳嗽？怎么推拿

102 / 孩子老是咳嗽别郁闷，这样推推就好了

104 / 孩子受凉、感冒、头疼，牢记"外感四大穴"

106 / 孩子经常感冒、咳嗽、肺气虚，要多热敷这三个穴位

107 / 最近受凉感冒的孩子特别多，这样推拿好得快

109 / 小儿感冒夹积、夹痰、夹惊的推拿疗法

112 / 预防感冒的小儿益气补肺推拿法

116 / 孩子背上这三个穴位养阴、润肺、止干咳

117 / "寒包火"的孩子爱感冒、爱发烧、爱咳嗽、爱生痰

120 / 经过验证，这个穴位治小儿咳嗽、有痰非常好

120 / 孩子咳喘、胸闷、有痰，把这三个穴位配合起来揉一下

121 / 小儿咳嗽多痰，这样推拿很快就好

124 / 孩子的肺就是台"发动机"，晨咳多跟它有关

125 / 小儿推拿：这个时候给孩子"平肝清肺"效果最棒

126 / 孩子的背上有一堆"补肺穴"，宝妈不能不知道

128 / 孩子流鼻血别慌乱，这样处理效果好

129 / 鼻炎、鼻塞，今天教大家个通鼻穴

129 / 家长注意：流鼻血的孩子太多了，如何防，如何治

131 / 这套治小儿过敏性鼻炎的推拿手法非常好

132 / 孩子鼻子不透气、憋闷，妈妈必知的 5 大通窍绝招

134 / 孩子得了鼻炎，这样推拿鼻子就透气了

137 / 今天教大家认识化痰穴

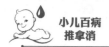

 # 小儿内热大、发烧的推拿疗法

140 / 孩子晚上睡觉乱翻腾、内热大怎么办

141 / 孩子有内热，清清它就可以啦

142 / 孩子有热了，你是看着不管还是这样做

143 / 打马过天河，每个妈妈都应该会的退烧绝技

144 / 孩子手上三个补肺穴，多揉远离感冒发烧、气管炎、肺炎

145 / 小孩子反复感冒发烧怎么办

146 / 孩子经常感冒发烧，试试"固表止汗四大穴"

148 / 孩子眼屎多、脾气大怎么办

149 / 孩子高热，家长不可不知的推拿、护理小常识

151 / 小儿低热、中度热、高热、嗓子疼，可以这样给孩子推拿

153 / 小儿退烧的三种推拿手法，不可用错

156 / 给孩子除烦、安神、退烧，请用这个穴位

157 / 涌泉穴，孩子这个时候用效果最好啦

158 / 孩子内热大、眼屎多，怎么推拿怎么吃

160 / 孩子手脚心热要生病，妈妈请这样推拿

162 / 给孩子清内热的小儿推拿、食疗法

 # 促进小儿生长发育的推拿疗法

166 / 记住这五个可以分推的穴位，对孩子大有用处

167 / 孩子手上的 2 个补肾穴，让孩子聪明、强壮、少生病

168 / 只有小儿推拿师知道：让孩子越来越强壮的保健四大穴

170 / 想让孩子将来成为"长腿欧巴"，现在 5 个喂养错误坚决别犯

172 / 孩子说腿痛别担心，有可能提示您的孩子长得快

174 / 孩子生病初愈身体虚，这样推拿"胜吃老母鸡"

175 / 孩子瘦小、不吃饭，这样推很快变成"小胖墩儿"

177 / 揉头顶，孩子越来越聪明

177 / 名老中医的小儿春季"长高"推拿疗法，请宝妈照做

第七章 小儿其他常见病的推拿疗法

182 / 认识了手足口病，咱们爸爸妈妈还会怕它吗

184 / 这样推拿，孩子睡觉就不磨牙了

186 / 孩子扁桃体反复发炎、红肿，这样推拿真心不错

189 / 小儿盗汗伤身体，请这样给孩子推拿

191 / 这 5 种小儿舌苔，是细心妈妈了解孩子健康状况的重要晴雨表

194 / 宝妈们，孩子鼻梁发青的病根儿原来在这

196 / 孩子多汗伤身体，这样推推就好了

197 / 如果您常带（给）孩子推拿，一定要看看这些禁忌

200 / 经常给孩子"分推手阴阳"，好多病会悄悄消失了

201 / "二龙戏珠"这个推拿手法，可以当亲子游戏玩还能治病

202 / 以后孩子要是说头疼，你别再不知道咋办了

203 / 孩子的五个手指头对应着五脏，哪个有病一推就好

205 / 小儿夜里哭闹、睡不安稳是怎么回事

206 / 孩子的舌头像锯齿一样，是怎么回事

207 / 孩子受惊吓好可怜，宝妈应该这样推拿

209 / 这样推拿，宝宝就不流口水啦

211 / 孩子身上有 8 个地方，经常推拿就能防病治病

213 / 痰湿体质小儿的推拿法，让宝宝健康活泼、不生病

215 / 内八卦是顺推还是逆推？弄错事就大了

217 / 小儿呕吐、吐奶危害大，记住这套推拿手法

第一章

小儿脾胃问题的
推　拿　疗　法

脾虚的孩子身体瘦、个子小、不吃饭，请这样推拿与调理

　　脾为后天之本，主肌肉四肢，孩子脾虚的话，不能较好地把营养物质运送到全身各处，时间长了，营养跟不上，孩子自然就会身体瘦、个子小了。

　　如果您的孩子脾虚、不爱吃饭、比同龄的孩子瘦小，不妨坚持这样给孩子做一段时间小儿推拿，对孩子长个儿非常有帮助。

这样推，健脾、孩子长得高

◎ 捏脊

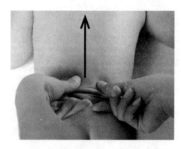

　　中医认为，肾生精，精生髓，髓壮骨，而人体的督脉是"阳脉之海"，有统摄全身阳气的作用，经常推拿督脉，可以温肾助阳，壮骨生髓，让孩子发育得更快。

　　捏脊的手法是，用双手的中指、无名指和小指握成半拳状，食指半屈，拇指伸直对准食指前半段，然后顶住病儿皮肤，拇指、食指前移，提拿皮肉，自尾椎两旁双手交替向前，推动至大椎两旁的一种小儿推拿手法，每天捏脊 6 次。

◎ 清补脾经

　　脾经穴在大拇指桡侧边缘。循拇指桡侧缘由指端

向指根方向直推，或旋推拇指末节螺纹面，称补脾经；由指根向指端方向直推，称清脾经。每次 500 次左右，可健脾益气。

◎ 顺时针摩腹 3 分钟

以手掌面附着在孩子腹部，以神阙（肚脐）为中心顺时针摩擦，不宜过重，速度不宜过快，频率每分钟 90 次左右，可促进大肠蠕动，也相当于给腹部的脏器做一个高级按摩。

◎ 按揉足三里

足三里穴非常好找，首先找到膝盖旁的外膝眼，然后往下方四横指处，胫骨边上有个坑就是啦。左右腿各揉 100 次，可调理脾胃、健脾益气，这是一个保健穴，所以最好每天都要坚持。

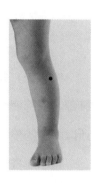

多跳的孩子长得高

如果想让宝宝长个儿，最好从娃娃抓起，多做弹跳和拉伸运动，日久可以改善肌肉韧带的弹性，促进骨骼生长发育，不过运动不能过量，不然容易影响脑垂体分泌生长激素。

这样吃孩子长得高

◎ 山药大枣粥

山药 30 克，大枣 10 个（去核），大米 50 克，共同煮粥，空腹食用，每日 1 次。这个食疗方主要功效健脾养胃，温补气血。脾胃好了，气血足了，

孩子自然就长得高了。

◎ 黄芪猪腿煲

黄芪 15 克，猪肝 50 克，猪腿骨（连骨髓）300 克，一根玉米（切成五六块儿）。先将黄芪、猪腿骨、玉米块儿煲成汤，再将猪肝片与此汤一起煮，加盐调味，这个汤的主角就是骨髓，可补肾填髓，促进宝宝骨骼生长发育。这道汤估计孩子们会比较喜欢吃！

 脾虚的孩子爱咳嗽，这样推拿、吃饭、玩耍

中医讲，脾属土，肺属金，土生金。脾气足，就可以将营养物质输送到肺部，供肺使用；脾虚时间长了，就会影响到肺气呼吸还有宣发肃降的功能，所以脾虚的孩子爱感冒、咳嗽。

用小儿推拿法给孩子补一补，临床上反映效果着实好！

小儿推拿取穴

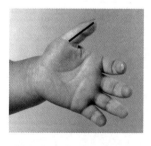

◎ 清补脾经

脾经穴在小儿大拇指桡侧边缘。循拇指桡侧缘由指端向指根方向直推，或旋推拇指末节螺纹面，称补脾经；由指根向指端方向直推，称清脾经。每次来回推 500 下左右，可健脾益气。

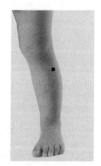

◎ 按揉足三里

足三里穴很好找，就在外膝眼下四横指处。"肚腹三里留"嘛，脾胃、小肠、大肠的问题都要找足三里，用拇指按揉 100 次左右，可调理脾胃，健脾益气。

◎ 清补大肠经

大肠经位于小儿食指桡侧缘，自食指尖至
虎口呈一直线。由食指尖向虎口直推，为补大肠
经；反之，为清大肠经。每次来回推 200 ～ 300
下。肺与大肠相表里，二者在生理病理上都相互
联系，调理大肠的同时也有理肺的作用。

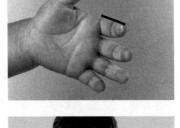

◎ 分推肩胛骨

用两拇指分别自肩胛骨内缘自上而下推动，
称为分推肩胛骨，每次 200 ～ 300 次，可调
补肺气，止咳化痰。

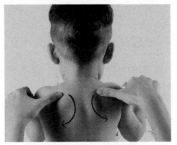

◎ 逆运内八卦

内八卦位于掌心，通常以内劳宫穴为圆心，
以内劳宫穴至指根的 2/3 为半径作圆即为内八卦。
用运法即指端在穴上，由此往彼做弧形或环形推
动；逆时针运称逆运八卦。每次 300 ～ 500 下，
能降肺胃之气，进而达到止咳目的。

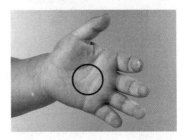

◎ 捏脊

用双手的中指、无名指和小指握成半拳状，
食指半屈，拇指伸直对准食指前半段，然后顶
住病儿皮肤，拇指、食指前移，提拿皮肉，自

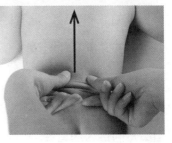

尾椎两旁双手交替向前，推动至大椎两旁。每天捏脊 5 ～ 9 次，可增强小儿
体质。

此外，沙梨熬水给孩子喝挺好！

冬天，北方家里一般都有暖气，空气干燥，宝宝咳嗽大部分属于干咳，可以给宝宝煮沙梨冰糖水喝，可以清热润燥，止咳化痰。做法很简单，就是把沙梨洗干净，放入温水中开始煮，水开后放入适量冰糖即可食用。

 ### "脾胃积热"的孩子易食积、睡觉易醒、脾气大、多动，怎么推拿

现在的孩子们每天吃的肉、蛋、奶特别多，非常容易食积内热。中医讲"脾为生痰之源"，当孩子脾胃有积热的时候，特别容易生痰热。痰热过盛就会上扰神明，导致心神不宁，孩子就会多动冲动。有些孩子脾虚肝旺，还会出现脾气暴躁、易怒等症状。

如果您的孩子有相关的症状，可以试试河南中医药大学第一附属医院推拿科副主任医师高山的小儿推拿方，效果很不错，可以给孩子消消食积、祛祛痰、清清火，还可以让孩子晚上睡得安稳些。

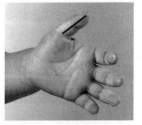

◎ 清补脾经

补脾经、清脾经的方法，前文已有介绍。补脾经有健脾益气的作用，清脾经可以清热利湿，清补脾经既可健脾又可清利湿热。每次100下左右。

◎ 清胃经

大拇指掌面靠近掌端的一节为胃经穴，从掌根向指尖方向推为清胃经，可以清胃热、泻胃火，除烦降逆，100次即可。

◎ 退六腑

六腑穴在孩子前臂尺侧缘，从手肘向手腕推为退六腑，有清热、凉血的

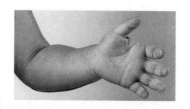

作用。宝妈们要注意，退六腑清热之力比较强，所以次数不要太多，100 次即可。

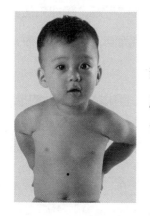

◎ 揉中脘

光清热不行，得把热邪导出去，所以还要加上揉中脘。中脘穴很好找，肚脐和胸骨下端连线的中点就是。揉中脘，就像疏通了胃肠道一样，50 次即可。

◎ 按揉足三里

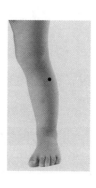

有清同样还得有补，光清不补容易伤及孩子的身体，所以要加上揉足三里，膝盖外膝眼下方四横指的那个凹陷就是足三里穴了，左右腿各揉 100 次。按揉足三里，健脾益气、助运化、清热开窍，增强机体抗病能力。

◎ 特别提醒

需要特别提醒各位宝妈的是，大家在做小儿推拿时，给孩子取穴不要生搬硬套，要结合孩子的症状加减穴位。比如，孩子有咳嗽，加上清肺经、揉天突；孩子大便干，加上清大肠；小便黄，加上清小肠；肚子胀，加上顺时针摩腹等。

就像中医常说的，不是看病，是看人的病！

"脾胃虚弱"的孩子身体弱、发育迟，请这样推拿

今天咱们来给大家讲讲小儿"脾胃虚弱"的推拿法。

小儿脾胃虚弱多指脾胃气虚。中医认为，胃主受纳，就是把食物接受、腐熟。脾主运化，一方面是运化水谷精微，从饮食中吸收营养物质，使其

输布于全身组织器官；另一方面是运化水湿，是维持水液代谢平衡的重要因素。

脾胃气虚的孩子，主要表现为：面色萎黄没光泽，食欲不振，精神欠佳，少气懒言，声音低微，易出汗，虚热，自汗，脱肛，舌淡而胖，舌边有齿痕，脉弱等。

如果您的孩子有以上症状，十有八九是脾胃气虚了，可以试试下面的推拿疗法，可以让孩子饭量增大、活力增强！

◎ 补脾经

沿着大拇指桡侧，从指尖往指根推，就是补脾经，有健脾益气的作用。300 次即可。

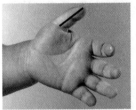

◎ 补肾经

沿着小拇指螺纹面从指根往指尖推，就是补肾经了。俗话说，久病及肾。脾胃虚弱时间久了，容易伤及正气，所以要补肾经，150 次。

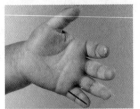

◎ 揉板门

板门穴位于小儿手掌大鱼际处，揉板门有健脾和胃、消积导滞、通达上下之气的作用，揉300 次。

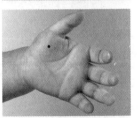

◎ 掐揉四缝

宝妈们要记住，四缝穴被小儿推拿师称作"吃饭穴"。四缝穴是经外奇穴，用您大拇指的指甲沿着食指、中指、无名指、小拇指近端指间关节掐揉，就是掐揉四缝穴了，150 次。

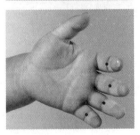

◎ 摩腹

宝妈们记住，顺时针摩腹是清，逆时针摩腹是补。如果您的孩子大便干，

可以顺时针摩腹；大便稀，可以逆时针摩腹，300 次
即可。

◎ 摩丹田

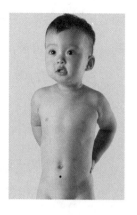

丹田穴在孩子肚脐下四横指处，揉丹田可以培补
元气，调理阴阳，沟通心肾，恢复先天生理功能，所
以摩丹田效果也特别好，150 次即可。

◎ 揉足三里

中医有句话叫"肚腹三里留"，意思是说，如果是肚子上
的事儿那就多找足三里穴。足三里穴其实很好找，外膝眼下
四横指处有个凹陷就是了，揉 150 次。

◎ 捏脊

用您两手的大拇指和食指，
捏起孩子背部的皮肤，从尾椎往上捏到脖子处
就是捏脊，每天 6 次即可。捏脊有健脾理肺、
调和阴阳的作用，可以助消化、助五脏、助长
高，坚持捏效果非常棒。

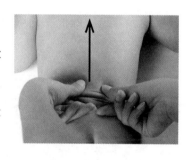

"脾胃虚寒" 的孩子，用这个办法补补阳气吧

夏天到了，孩子吃冰淇淋、喝饮料、吃生冷水果的次数会越来越多。今
天给大家讲讲脾胃虚寒吧！

先给大家讲讲脾胃虚寒的症状！孩子脾阳不足的时候，会运化失常，这
时候孩子就会出现肚子胀、吃饭少、肚子疼、手脚不温，用热水袋给孩子暖
暖肚子或者用手给孩子按按肚子，孩子会感觉非常舒服（这在中医上叫"喜

温喜按")。另外，中医讲"脾在液为涎"，所以这类孩子还会出现流口水的毛病。看孩子的舌苔，多是舌质淡，舌苔白。

孩子脾胃虚寒的时候，可以用下面的方法给孩子推一推，孩子会舒服不少！

◎ 补脾经

脾胃虚寒嘛，当然要补脾经了，沿着大拇指桡侧从指尖向指根推，就是补脾经了，300 次。

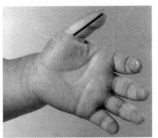

◎ 揉板门

大拇指指根下那一大块肥厚的肉就是板门穴啦，它可以健脾和胃，运达上下之气，孩子脾胃舒服了，脾气上升、胃气下降的功能自然就正常了。这个穴位宝妈们平时可以经常给孩子揉一揉，150 次。

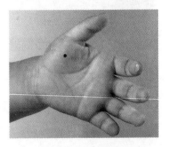

◎ 补肾经

沿着小拇指螺纹面自指根向指尖方向推，是补肾经，150 次。

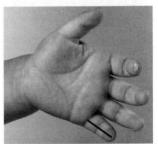

◎ 揉外劳宫

外劳宫是经外奇穴，这个穴位也非常好找，你把自己的中指弯向掌心，顶着的那个部位是内劳宫，对应的手背上面的穴位就是外劳宫了，孩子五谷不消、腹泻肚胀要揉它，150 次即可。

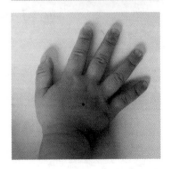

◎ 推三关

宝妈们记住，推三关是个温补的手法，有益气行血、温阳散寒的作用。孩子有寒证都可以用。沿前臂桡侧从手腕向手肘推就是推三关，150 次。

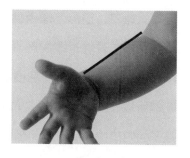

◎ 摩腹

推完手上的穴位以后，要把孩子的肚子揉一揉，如果孩子大便稀，就逆时针揉 300 次；如果大便干，就顺时针揉 300 次。

◎ 捏脊

顺着孩子的尾椎往上捏到颈部，就是捏脊了，从下往上捏 6 次。捏脊可以促进气血运行，调理脏腑功能，对孩子消化不良、食欲不好、疳积等都有很好的调理作用。

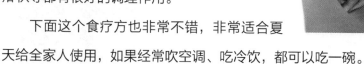

下面这个食疗方也非常不错，非常适合夏天给全家人使用，如果经常吹空调、吃冷饮，都可以吃一碗。

◎ 生姜粥

取生姜 10 ～ 20 克切成末、大米 100 克，熬成粥喝就可以了。如果有些大人或者孩子吃饭的时候嚼到生姜比较敏感，可以切成姜片。这个方子温阳暖胃、行气健脾。

 "脾胃不和"的孩子口臭、肚胀、大便干，请这样推拿

孩子为什么会出现脾胃不和呢？中医讲：脾主运化，胃主受纳。脾主升清，胃主降浊。孩子脾虚的时候运化无力，这时候吃到胃里的食物就不能够被充分消化吸收，就会转化为食积痰饮，积于胃脘。孩子就会出现肚子胀、

口臭、嗳气、泛酸、嘴中黏腻、不爱吃饭、肚子痛，有些孩子还会出现大便燥结，像羊粪蛋一样。

归根结底，孩子的病根是——胃之实浊，源于脾之怠工！

所以，给孩子选择穴位的时候注意：脾要补一补，胃、大肠要清一清，孩子的内热也要清一清，当然，胃肠道还要疏通一下。具体的选穴包括：

◎ 补脾经

沿着大拇指桡侧，从指尖往指根推，就是补脾经，有健脾益气的作用。300 次即可。

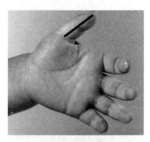

◎ 清胃经

沿着大拇指第一掌骨桡侧缘根从掌根向指根推，是清胃经，300 次。

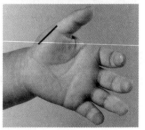

◎ 清大肠 + 下推七节骨

这类孩子多还伴有大便干的问题，所以要把大肠经清一清。沿着食指桡侧，从指根向指尖推，就是清大肠了，300 次。

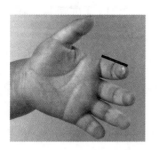
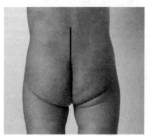

还要配上下推七节骨，七节骨穴也非常好找，从第四腰椎到尾椎骨那条直线就是。家长们要牢记，从上往下推是泻，可以通便；从下往上推是补，有收敛的作用，可以治疗腹泻。便秘的时候要下推七节骨，100 次即可。

◎ 退六腑

前臂尺侧从手肘到手腕处的那条弧线就是六腑穴了，从手肘向手腕推就是退六腑，有清热、凉血、解毒的作用，100 次即可。

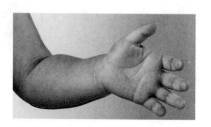

◎ 揉天枢

天枢穴很好找，肚脐旁开 3 横指（小孩自己的手指）就是，左右各一个。研究表明，揉这个穴位可以促进肠道的良性蠕动。将食指按在天枢穴上揉就可以了，每个穴位 300 次。

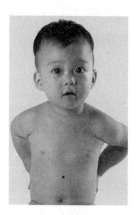

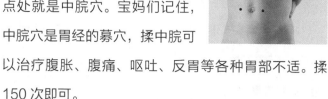

◎ 揉中脘

从肚脐到胸骨下端连线的中点处就是中脘穴。宝妈们记住，中脘穴是胃经的募穴，揉中脘可以治疗腹胀、腹痛、呕吐、反胃等各种胃部不适。揉 150 次即可。

◎ 揉足三里

足三里为什么会叫这个名字？因为它能理上（上腹部）、理中（小腹部）、理下（下腹部），因为足三里可以调理所有的肚腹问题，所以有"肚腹三里留"之说。足三里穴很好找，膝盖部外膝眼下四横指处有个凹陷就是了，左右腿上的足三里穴各揉 100 次。

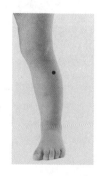

◎ 捏脊

捏脊有调整阴阳，通理经络，促进气血运行，改善脏腑功能等作用。常用于食欲不振、消化不良、小儿疳积等症状，从下往上捏6次即可。

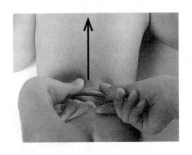

 "脾虚肝旺"的孩子鼻梁发青、爱哭闹、磨牙、不好好睡觉，要这样推拿

这类孩子非常多见，脸色发黄没有光泽，山根、鼻翼、口唇周围发青，食欲不振，急躁易怒，大便不调，夜里睡觉的时候不安稳，有的孩子还会磨牙。白天的时候不好哄，爱哭闹。

看舌苔，这类孩子舌质淡红，舌薄白，从中医上讲多属脾虚肝旺。

脾虚的时候运化失健，气血津液无以化生，不能充养皮肤、四肢，所以这类孩子会出现脸色发黄、没光泽、食欲不好等。

肝旺的时候，肝主情志，所以这类孩子晚上会睡不好觉，白天爱哭闹，脾气大，不好哄。另外，青色入肝，所以肝经的循行之处如鼻梁、鼻翼、口唇周围会发青。

作为家长，还得知道肝和脾的关系。肝属木，所以肝旺的时候肝木会克脾土。也就是说，孩子不爱吃饭、磨牙等脾虚的症状与肝有密切的联系。

家长给孩子推拿的时候，应以清肝健脾为主。

◎ 补脾经

沿着大拇指桡侧从指尖向指根推，就是补脾经
了，有健脾益气的作用，300 次。

◎ 清肝经

沿着食指螺纹面从指根向指尖推，就是清肝经
了，可以疏泄肝火，150 次。

◎ 清大肠经 + 下推七节骨

这类孩子多还伴有大便不调，所以要清大肠，顺
着食指桡侧，从指根向指尖推，就是清大肠。

七节骨穴也非常好
找，从第四腰椎到尾椎骨
的那条直线就是。家长们
要牢记，从上往下推是下
推七节骨，是泻，可以通

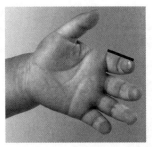
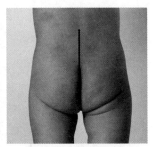
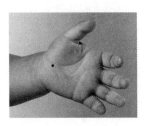

便；从下往上推是补，有收敛的作用，可以治疗腹泻。便秘的时候要下推七
节骨，100 次即可。下推七节骨可以让孩子产生便意，很多孩子推完以后没
多久，就会想去拉臭臭，效果非常好。

◎ 揉小天心

宝妈们记住一个安神穴，就是小天心穴，在孩子
大鱼际和小鱼际的交会处。孩子烦躁、不好好睡觉，
都可以揉这个穴位，100 次即可。

◎ 摩腹

咱中华民族的老祖宗在一两千年前就提出来"胃（中医的胃是整个消化系
统）不和卧不安"了，现代研究也形象地将肠道称为人的"第二大脑"。你想
一下，人的"第二大脑"不舒服，他能不脾气大吗？能好好睡觉吗？所以，要

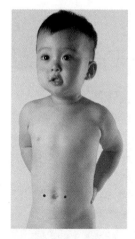

多给孩子揉肚子，揉上300～500次，把肚子揉舒服了。

◎ 揉天枢

天枢穴很好找，肚脐旁开3横指就是，左右各一个。研究表明，揉这个穴位可以促进肠道的良性蠕动。将食指按在天枢穴上揉就可以了，每个穴位300次。

◎ 捏脊

捏脊可以调整阴阳，通理经络，促进气血运行，改善脏腑功能。常用于食欲不振、消化不良、小儿疳积等症状，从下往上捏6遍即可。

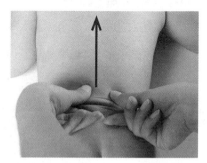

"心脾积热"的孩子内热大、脾气急、不睡觉，这样推拿灭火

小孩子为什么贪吃？小孩子正是长身体的时候，0～1岁要长20多厘米，1～2岁要长10厘米左右，2岁到青春期前每年要长5～7厘米。正因为长高快、体重增加快，所以小孩子的饭量才会特别大。

正因为小孩子吃得多，所以特别容易食积生内热。有些孩子吃太多大鱼大肉等不好消化的食物，容易脾虚生湿邪；当然，也有些孩子容易外感湿热。

湿热之邪，进到身体里就会化火，孩子就会出现烦躁易怒、脾气大、不好好睡觉、嘴唇发红、肚子胀、口腔溃疡、大便干、小便黄、舌质红等症状。

这时候作为宝妈，一定要注意一点：湿性重浊，湿邪困脾的时候，就像给脾胃上压了一个重重的担子一样，对孩子的消化吸收都会产生很大的影响，宝妈们可以用下面的推拿法给孩子清利湿热。

◎ 补脾经

沿着大拇指桡侧从指尖向指根推就是补脾经了，有健脾益气的作用。300 次。

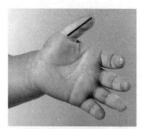

◎ 清心经

心经穴就在孩子中指螺纹面从指根到指尖的直线，从指根向指尖推就是清心经了。100 次即可，有清心解热的作用。

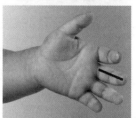

◎ 清小肠

沿着小指尺侧从指根向指尖推，就是清小肠了。中医讲，心与小肠相表里，清完心经以后，清清小肠，可以帮助热邪排出。150 次即可。

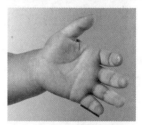

◎ 揉小天心

宝妈们要记住，小天心穴可是个安神穴，也是个"睡觉穴"，孩子不好好睡觉，翻来覆去，那就多揉揉小天心穴。小天心穴很好找，就在大鱼际和小鱼际的相接处。揉 150 次。

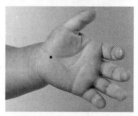

◎ 清天河水

在前臂正中由腕横纹推到肘横纹，就是清天河水了，这个穴位可以除一切热证，150 次即可。

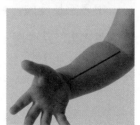

◎ 退六腑

沿前臂尺侧，从手肘向手腕推就是退六腑，150次。很多家长不知道什么时候用退六腑，其实，只要是肠胃实热引起的病症都可以用，比如，孩子舌苔厚黄、口臭、大便干结、积食发烧、扁桃体溃脓

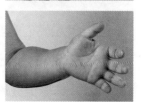

引起的发烧、口舌生疮、口臭、牙龈肿痛，用退六腑一般效果都非常好。所以小儿推拿师常说"元气既足邪气退，热极不退六腑推"。

◎ 下推七节骨

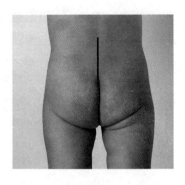

宝妈们还要记住，大便是人体清热解毒的一个重要通道，七节骨穴也非常好找，从第四腰椎到尾椎骨那条直线就是。家长们要牢记，从上往下推是下推七节骨，是泻，可以通便；从下往上推是补，有收敛的作用，可以治疗腹泻。便秘的时候要下推七节骨，100 次即可。

总的来讲，这套推拿法主要的治则，就是健脾益气，清热利湿。先补脾经，脾胃为气血生化之源嘛。气血足了，然后再推动热邪顺着小肠、大肠排出体外就可以了。

 "脾肺气虚"的孩子吃饭差、爱感冒咳嗽，请这样推拿

很多家长反映：我家孩子老是感冒、咳嗽，动不动就发烧，这是怎么回事？事实上，从中医上讲这类孩子多属"脾肺气虚"。

脾和肺有什么关联

跟宝爸宝妈们讲到证型的时候，大家可能就像回忆起初恋了一样，好像懂又好像不懂，感觉是那么回事儿但不知道为什么是那么回事儿。今天就多花点笔墨给大家讲讲脾肺气虚。

◎ 脾为生"气"之源

宝妈们要注意，这里的"气"不是看不见摸不着的，它是物质的。它是后天水谷之气，是由饮食五谷消化吸收产生的精微物质。

◎ 肺为气之主

脾既然把"气"生出来了，得有别的脏器配合着输送到全身。这就用到了肺，所以中医说"饮入于胃，游溢精气，上输于脾，脾气散精，上归于肺，通调水道，下输膀胱，水精四布，五精并行"。

说得通俗一点，脾和肺共同完成人体水谷精微的输送，代谢到全身。

到底什么是脾肺气虚

在理想状态下，脾和肺协调工作，人就健健康康的。但是，在孩子身上那就不一样了。小孩子脾、肺的功能都没有发育完善。吃得多一些容易伤到脾胃导致脾虚；经常感冒受凉容易引起肺气虚。

不光如此，两者还会相互影响。脾虚的时候不能上输精微养肺，这时候容易导致肺气虚。脾虚的时候运化水湿的功能变差，导致水湿内聚而生痰，痰湿又容易阻肺。

看到这里，宝妈们应该明白了，病根儿还是在脾上。其实，从五行与五脏的对应关系可以看出，脾属土，肺属金，土能生金。所以中医常说，脾强肺壮。

脾肺气虚有什么症状

知道上面的原因了，就明白孩子脾肺气虚的症状了。孩子多会出现腹胀，大便溏薄，食欲不振，神疲乏力，声低懒言，面色白，咳嗽，喘，白痰，痰多，舌质淡，舌苔白等。

这样推拿脾强肺壮

◎ 补脾经

沿大拇指桡侧从指尖向指根推，是补脾经，300 次，有健脾益气的作用。

◎ 补肺经

沿着无名指螺纹面从指尖向指根推，就是补肺经，300 次，有补肺的作用。

◎ 补肾经

沿小指螺纹面从指根向指尖推是补肾经，150 次。久病及肾，所以要补肾经。

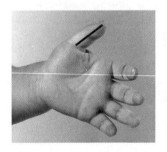
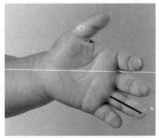
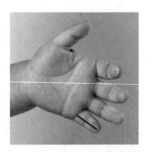

◎ 推三关

宝妈们记住，推三关的疗效就相当于热水袋，它有益气行血、温阳散寒的作用。主治一切虚证，是一个温阳的大穴，沿前臂桡侧从手腕向手肘推就是推三关，150 次即可。

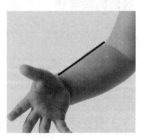

◎ 揉腹

揉腹可以使三焦通畅，帮助脾肺把水谷精微输向全身，150 次即可。

◎ 揉足三里

"按揉足三里，胜吃老母鸡"，脾肺气虚的孩子多揉足三里，可以强健身体。左右腿各 100 次。

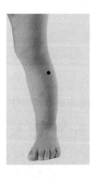

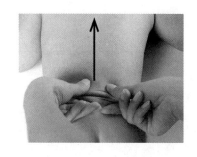

◎ 捏脊

顺着脊柱从下往上捏 6 次即可。

"脾虚疳积"的孩子身体瘦、个子小、爱生病，把这套小儿推拿手法拿走

疳积又叫疳证，主要是因为脾胃虚损，运化不力，导致消化吸收功能障碍，营养物质吸收不足，久而久之，身体瘦弱。

疳积的孩子，症状轻的，可见食欲不振、活力不足、脾气暴躁、烦躁、睡眠不好、口干、大便不调。严重的会出现面黄肌瘦，毛发焦枯无光泽，肌肉瘦削，甚至腹部胀大，青筋暴露。

脾虚疳积的孩子，如果父母能坚持给孩子推上一阵子，孩子可能很快就会从"黄瘦小"变成"胖富帅"，孩子的身高、体重会出现明显的上升。

◎ 清胃经

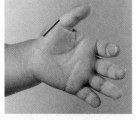

一手以拇指端自小儿大鱼际桡侧缘从掌根向拇指根方向直推 500 下，就是清胃经。疳积的宝宝都是由食积发展过来的，食物在胃中继而化热，所以要清胃经，清热化湿。

◎ 揉板门

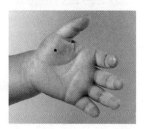

以拇指端按揉小儿大鱼际平面 200 ~ 300 次就是揉板门，有健脾和胃、消食化滞的作用。揉板门配上清胃经，可以起到加强作用。

◎ 清大肠

由 小 儿 虎 口 推 向 食 指 尖 方 向 是 清 大 肠，
200 ～ 300 次，导积泄热通便。宝妈们在给孩子推
拿的时候注意一下，要灵活掌握，如果孩子大便不干
不稀，可以顺着大肠经来回推，这是清补大肠，有清
有补。如果孩子大便稀，就从指尖往指根推，改成补
大肠。

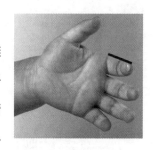

◎ 补脾经

疳积的孩子十之八九有脾虚。这类孩子食积时间
比较久，脾脏负担比较重，所以要补补脾经，有健脾
和胃的作用。补脾经是顺着大拇指桡侧由指尖向指根
方向推，500 次。

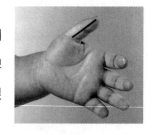

◎ 三棱针刺四缝穴

即用三棱针点刺四缝穴，很多孩子会挤出来油性
黄水，效果很好，是治疗疳积的主穴。如果您是在家
自己给孩子推拿，可以改成掐四缝穴，每个指头掐 6
次。四缝穴可以说是小儿推拿师的最爱，很多孩子一
刺，回家饭量马上就上去了。

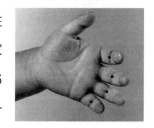

◎ 顺时针摩腹

经常食积的孩子，胃肠蠕动比较差，顺时针揉肚子可以促进胃肠蠕动，
一般揉 3 分钟。

◎ 捏脊

家长用两手的食指和拇指将小儿脊柱上的
肌肉轻轻捏起，从下往上，捏 6 遍，可以强身
健体，增强孩子体质。这点宝妈们也要灵活掌

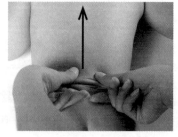

握，如果孩子最近内热比较大，可以从上往下捏 6 遍，向上捏 3 遍。向上为补，向下为清，这是清中有补。

再次希望宝妈们给孩子推拿的时候要坚持，孩子的身高、体重会"噌噌上涨"！

 **吃那么多还是瘦，"胃强脾弱"，
推拿法让孩子胖几斤**

很多宝妈反映，自家的孩子特别能吃，但是还是瘦、个子小、头发黄，这是怎么回事呢？这类孩子多是典型的胃强脾弱。

能吃不能吸收，孩子当然瘦小啦！

胃主腐熟受纳，脾主吸收运化。说得通俗一点，胃的功能是把吃到肚子里的食物变成粥状混合物，脾把其中的营养物质输送到全身各处。胃强的孩子，当然胃口好、食欲佳、吃得多。脾弱了，脾的吸收运化功能就差了，就没办法把营养物质输送到全身各处。身体需要的营养不能得到满足，自然会个子小、身体瘦，看着像营养不良了。

脾虚的孩子还会食积、反复感冒！

另外，脾虚的孩子由于运化的水谷精微不能上升以濡养头面心肺，所以孩子还会出现脸色不红润、经常感冒等问题。孩子能吃不能消化，就像工厂里加工的产品卖不出去一样，时间久了就堆积到那了，所以孩子还会食积。

所以，如果孩子胃强脾弱，家长一定要及时帮助孩子解决！胃强脾弱的孩子可以通过中药来调理，小儿推拿的效果也非常棒，宝妈们不妨一试。

基础手法包括补脾经、清胃经、摩腹、揉足三里、捏脊

◎ 补脾经

用您的左手抓着孩子的左手，用您右手的大拇指沿着孩子大拇指桡侧从指尖向指根直推，就是补脾经了，100 次。

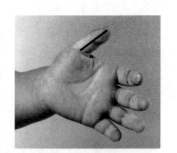

◎ 清胃经

胃经穴位于大鱼际桡侧缘。向心为补，离心为清，所以从掌根向指根推就是清胃经了。把孩子抱在怀里，用您的左手抓住孩子的小手，您右手的大拇指放在孩子的左右胃经上，清 50 次即可。

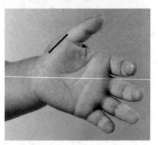

◎ 摩腹

孩子的胃呀、肠呀都在肚子里，也就是孩子的腹部，顺时针给孩子揉揉肚子，孩子立刻会感觉舒服很多，比吃健胃消食的药都管用。

◎ 揉足三里

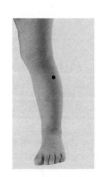

前面说啦，鼻梁有青筋的孩子，大多会伴有消瘦、头发黄、个子小等问题。宝妈要记住一句话"肚腹三里留"，啥意思呢，胃肠有疾先找足三里穴。宝妈们还要记住另外一句话"揉揉足三里，胜吃老母鸡"，足三里还是个调理脾胃、补中益气的要穴。足三里穴也很好找，外膝眼下四指的地方就是啦。左右足三里各揉 1 分钟。

◎ 捏脊

两手沿着脊柱的两旁，用捏法把皮捏起来，边提提，边向前推进，由尾骶部捏到枕项部，这就是捏脊，从下往上捏 7 遍。捏脊有调整阴阳，通理经络，促进气血运行，改善脏腑功能等作用。常用于食欲不振、消化不良、腹泻、失眠及小儿疳积、感冒、发烧等。这个手法特别好，宝妈们要牢记！

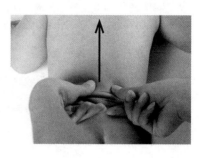

辅助手法要看症状

◎ 头脑不清，加开天门、推坎宫、运太阳

胃强脾弱的孩子，由于营养不能上荣头面，时间长了容易没精神、头晕，这时候要加上开天门、推坎宫、运太阳。

天门穴不是一个点，是一条线，由小儿两眉心向上直推至额上前发际处。《保赤推拿法》中说："先从眉心向额上，推二十四数，谓之开天门。"开天门有发汗解表、开窍醒神等作用。先贤说得很清楚啦，用您的大拇指推 24 下即可。

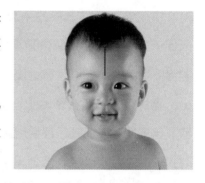

双手四指扶着孩子的太阳穴，把大拇指放在眉心上，从眉心向眉梢分推，就是分推坎宫。30 ～ 50 次即可。

推坎宫这个手法非常好，它可以疏风解表、止头痛、醒脑明目。所以，如果孩子得了风寒感冒，有头痛、发热等症状，都可以分推坎宫。如果您工作累了，感觉头脑昏沉，也可以用这个方法，很快就精神了。

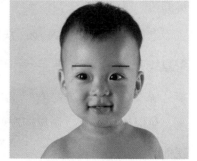

太阳穴很好找，眉梢向外那个凹陷就是了。很多孩子发烧的时候，头痛得厉害，此时家长可以给孩子按这个穴位，头痛很快就减轻了。因为太阳穴疏风解表、清热明目、止头痛的效果非常好，用大拇指或中指指尖揉就可以了。

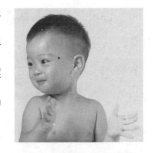

◎ 发烧，加上清天河水

天河水穴位偏凉，清天河水可退热除烦。在前臂正中，从腕横纹推到肘横纹，称为清天河水，50次。

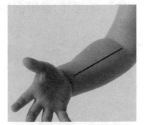

◎ 腹胀腹痛加揉中脘

中脘穴对应的是胃的中部，所以刺激中脘穴可以促进胃的蠕动。中脘穴被称为"万能胃药"，它主要治疗胃病，比如肚子胀、腹泻、便秘、胃痛、吃饭少、翻胃等。有些孩子晚上不爱睡觉，翻来翻去的，家长给揉揉肚子，孩子很快就睡着了，这就跟中脘穴有很大关系。揉肚子刺激到胃了，胃里舒服了，不瘀堵了，自然就睡着了。

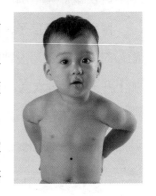

◎ 大便干，加揉龟尾、下推七节骨

龟尾穴就在我们的尾椎骨处，揉这个穴位可以调理大肠的功能。揉1分钟即可。

七节骨穴也非常好找，从第四腰椎到尾椎骨那条直线就是。家长们要牢记，从上往下推是下推七节骨，是泻，可以通便；从下往上推是补，有收敛的作用，可以治疗腹泻。便秘的时候要下推七节骨，100次即可。

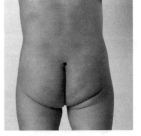

◎ 大便稀，加揉龟尾、上推七节骨

这个手法同上，只不过把下推七节骨改为上推即
可，时间同上。

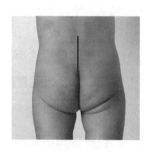

 **脾虚的孩子大便稀、爱拉肚子，
请这样推拿这样吃**

孩子脾虚的时候，脾的运化升清功能就会变弱，不能把营养物质输送到
四肢百骸，这时候就容易出现腹泻、大便稀的情况。营养吸收不了嘛，大肠
的负担过重，就容易出现腹泻。有些宝妈觉得孩子脾虚腹泻没什么，实则不
然，孩子吸收不好，时间长了就会身体瘦、个子低、免疫力差、爱生病。

古人说"妈勤儿懒"，其实还有个说法叫"妈勤儿健"，妈妈动动手，孩
子大便稀的问题就解决了。

小儿脾虚腹泻的推拿疗法

◎ 清补脾经

脾经穴是拇指桡侧缘指根至指尖的一条直线，顺
着脾经穴来回推就是清补脾经了。300 次左右。脾经
穴是主穴，可健脾益气。

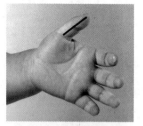

◎ 推板门

孩子手掌上挨着大拇指根下的那一块儿肥嘟嘟
的肉就是板门穴了，顺着大拇指指根向手腕推叫推板
门。这个穴位对于治疗脾虚腹泻效果非常好，因为它

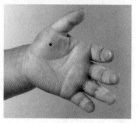

本身有三大作用：一是健脾，二是止泻，三是增加食欲。

小儿推拿师在治疗脾虚的孩子时，特别喜欢把脾经穴和板门穴合用，既健脾益气，又增强食欲。

◎ 逆时针摩腹

很多宝妈不理解，摩腹啥时候顺时针啥时候逆时针。我们的肠道，右手边是升结肠，上面是横结肠，左侧是降结肠，这是肠道的运行方向。所以，逆时针有补的作用，顺时针有清的作用。孩子脾虚腹泻的时候当然用逆时针，100 次即可。

◎ 按揉足三里

有句话叫"肚腹三里留"，意思是说，肚子上的问题，找足三里穴就可以了。足三里是足阳明胃经的主要穴位之一，宝妈们千万记住，这个穴位非常好，它不仅能治疗便秘、腹泻、疳积、消化不良、呕吐、腹胀等问题，还可以增强身体免疫力，补中益气，扶正祛邪。

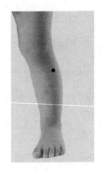

足三里穴非常好找，首先找到膝盖上的外膝眼，然后往下方四指处，胫骨边上有个坑就是啦。左右腿各揉 100 次。

◎ 清补大肠经

由小儿虎口向食指尖方向来回推，每次200 ～ 300 次，或者 3 ～ 5 分钟，可以调理大肠，不管是便秘还是腹泻都可以，具有双向调节作用。

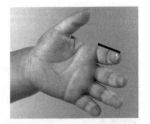

◎ 捏脊

用双手的中指、无名指和小指握成半拳状，食指半屈，拇指伸直对准食指前半段，然后顶住患儿皮肤，拇指、食指前移，提拿皮肉，自尾椎两旁双手交替向前，推动至大椎两旁，每

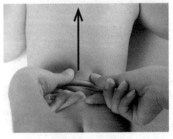

天捏脊6次，可增强小儿体质。

这套手法，不仅可以治疗脾虚腹泻，还可以增强体质，经常给孩子做，孩子不仅脾虚腹泻治好了，身体也会变得高高壮壮的！

平时可以经常给孩子做板栗粥喝！

前阵子有位宝妈说，她给孩子做了一段时间板栗白米粥，孩子脾胃好了很多。确实是这样，很简单，煮大米粥的时候，加上两三个板栗即可。孩子吃板栗也特别好，因为它入脾、胃、肾经，可以说既补先天又补后天！当然，板栗这个东西吃多了反而容易气滞，所以不要让孩子吃太多，一天不要超过10个。

脾虚的宝宝爱出汗，时间久了伤身体

很多家长发现，孩子晚上睡觉的时候爱出汗，睡一觉能把整个睡衣湿得透透的。孩子多汗，多跟脾虚有关。

脾为气血生化之源，气主固摄，脾虚的时候气血不足，就不能较好地控制和调节汗液、尿液、唾液等的分泌和排泄，这时候就容易出汗。中医讲，汗为心之液，若盗汗长期不止，将会耗伤宝宝的心肾元气，故主张积极治疗。

妈妈动动手，孩子汗不流，一起来做有效的小儿推拿吧！

◎ 补脾经

沿大拇指桡侧边缘从指尖向指根方向推为补脾经，每次500下左右，可健脾益气、培土生金、补益肺气。

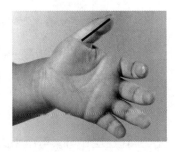

◎ 清天河水

盗汗不管是什么原因引起的，一般都会伴有热，临床表现就是烦躁，或者睡觉不老实。小孩儿有热，一般不直接清心，中医认为会耗伤心气，一般以清天河水来代替清心经，天河水在小孩前臂正中，从手腕到肘窝呈一条直线，从手腕向肘窝方向直推为清天河水，300 ～ 500 次，注意这个穴位是向心方向为清。

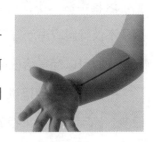

◎ 揉小天心

小天心位于大小鱼际中间的凹陷处。一手持小儿四指，用另一手的食指、中指指端揉按小天心，再用拇指指甲逐渐用力掐按。每次推拿一分钟左右。可以清热利尿，还可以安神助眠，让孩子睡得香香的。

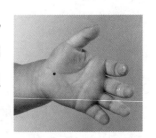

◎ 按揉神门

神门穴是手少阴心经的穴位之一，位于腕部。神门穴非常好找，握紧你的拳头，然后你会看到挨近小拇指一侧的手腕上有一个凹陷，那就是神门穴了。用拇指沿顺时针方向按揉神门穴，力度适中，以有酸胀感为最佳，每次推拿一分钟左右，频率 50 ～ 100 次 / 分。汗为心之液嘛，所以要按揉神门穴，可补益心气。

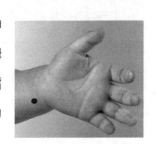

◎ 点按涌泉穴

涌泉穴位于足底前部凹陷处，当第 2、3 趾趾缝纹头端与足跟连线的前三分之一处，当你用力弯曲脚趾时，足底前部出现的凹陷处就是涌泉穴。用拇指指腹点按涌泉穴，力度由轻到重，左右脚各按揉50 ～ 100 次即可。可以引火归原，退热除烦。

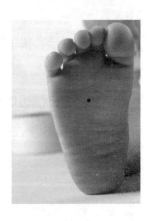

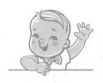

推拿 15 分钟，孩子又白又厚的舌苔没了

一位妈妈带孩子来门诊看病，孩子肚子不舒服，咳嗽，吃饭少，舌苔白厚。于是，这位医生选择的穴位很简单，逆八卦、清胃经、清小肠、清大肠、揉板门，每个穴位 300 次。再掐四缝 5 遍即可。当时推完，孩子的舌苔就没那么白厚了。

第二天，孩子妈妈带孩子来，说咳嗽也轻多了。其实，这个孩子就是食积咳嗽，食积轻了，咳嗽也自然跟着轻了。

选择这 6 个穴位，非常有道理。先是逆八卦，这个穴位主要是降胃气。清胃经、清小肠、清大肠，是疏通胃肠通道。揉板门疏通上下之气，清完胃、小肠、大肠了，再把从上到下的气给顺一下。掐四缝，以前说过了，可以促进肠道蠕动，专门消食积。

◎ 逆八卦

内八卦穴就在孩子的手掌面上，逆着推有理气宽胸、顺气化痰、消宿食、降胃逆、调和五脏、升清降浊的作用。

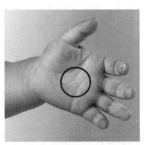

◎ 清胃经、清小肠、清大肠

这三种手法主要是把胃、小肠、大肠里的湿热给除一除，大家照着图推就可以了，详细的文字操作方法前文已有论述。

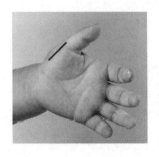
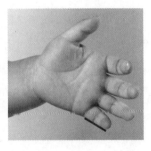
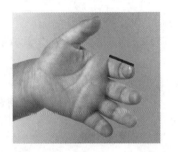

◎ 揉板门

板门穴就在孩子手掌的大鱼际上，顺时针揉就可以了，它有健脾和胃、消食化滞、通达上下之气的作用。

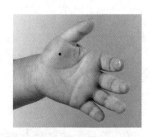

◎ 掐四缝

掐四缝可以促进肠道蠕动，很多孩子不吃饭，掐掐这个四缝穴，孩子很快就有食欲了。

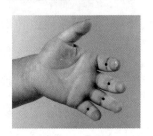

"舌为外露的内脏"，舌苔白厚，说明孩子有食积、内热了。小孩子很容易食积，食积容易化内热，就会诱发几十种小儿常见病，比如感冒、发烧、咳嗽、腹泻、腹胀、便秘、肺炎等等。所以，孩子舌苔白厚，最好想办法给孩子清清内热，让疾病消于萌芽之中。

 孩子手上两个健脾穴，没事儿揉揉好处多

中医有句话"四季脾旺不受邪"，意思是说，孩子脾不虚，就不容易感受外邪而生病。但是，小孩子本身脾胃发育就不完善，又特别能吃，所以大多容易脾虚。小孩子的手上仅有两个穴位可以健脾，家长一定要牢记，没事给孩子揉揉！

◎ 补脾经

疳积的孩子十之八九有脾虚。这类孩子食积时间比较久，脾脏负担比较重，所以要补补脾经，有健脾和胃的作用。补脾经是顺着大拇指桡侧由指尖向指根方向推，500次。

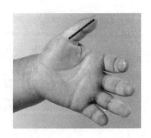

◎ 揉板门

除了脾经穴外，还有一个穴位叫板门穴，揉板门
能健脾和胃、消食化滞、运达上下之气。板门穴跟脾
经穴一样，也不是一个点，而是一个区域，它就在大
拇指下方手掌上那片厚厚的肉上。

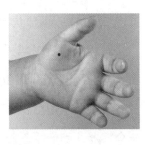

脾经穴和板门穴是两个非常好的保健穴，如果孩子肚子胀、不消化、不
爱吃饭、身材瘦小、脸色发黄等等，家长可以常给孩子揉揉这两个穴位。

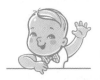 ## 四缝穴就是孩子的"健胃消食片"

孩子平时如果总是食欲不振，吃什么都没胃口，
或者出现胃胀、腹胀，这时候可以掐一掐孩子双手的
四缝穴。四缝穴就是指孩子食指、中指、无名指、小
指近端指间关节的 4 个横纹。家长可以用大拇指的指
甲掐揉孩子双手的四横纹，力度以孩子稍有痛感但又
能接受为宜，每个手指掐 2 ～ 3 分钟。

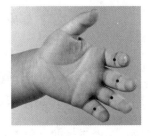

这个方法治食积、腹胀、消化不良等效果非常好，所以又被大夫称为小
儿推拿里的"健胃消食片"。

 ## 孩子呕吐你手忙脚乱了吧？
还不记住这个止呕穴

孩子呕吐，家长真的很心疼，尤其是看着孩子吐得眼泪汪汪的，自己心

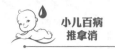

里也难受。今天咱们就一起来解决这个问题吧。

其实，呕吐很常见，就是由于一些原因导致孩子把胃里的食物吐出来。老人常说，小孩子胃口小，或者孩子是水平胃，容易呕吐。

从中医学角度讲，胃是受盛之官，五味入口，即存于胃。说白了胃就是一个容器，咱们平常吃的、喝的都要先储存在胃里。是容器便有大小、有容量，一般来说人的胃口有多大，就能吃多少食物。

但是小孩子见物则爱，不懂节制，再加上每一位家长都想让自己的孩子吃饱，吃的食物往往超出了胃的容量。俗话讲，"有多大能力办多大事"，小孩子的胃本来就小，盛的也少，如果一味地强吃，那只有一个结果，便是"水满则溢"。

呕吐是孩子肠胃的排斥反应，这时候应消食化积，胃里的食物一散，自然就无物可吐了。如果放任不管，则会像中医书籍上说的"积聚既久，致伤冲和，诸病生焉"。

在人体胸部，当前正中线上，胸骨上窝中央下 1 寸处，有一个穴位叫璇玑穴，此穴可化胃中之积，宽胸理气，让呕吐感消失。因此在小儿推拿中引申出一个手法叫"开璇玑"。

具体操作是：家长用两手大拇指从璇玑穴处沿胸肋自上而下向左右旁分推，就可以了。如果再配上从鸠尾穴向下直推至脐部，再由脐部向左右分推，效果会更好。操作 3 ～ 5 遍。

左右分推璇玑可止呕，推摩肚脐和小腹可以化积导滞，可快速治疗小儿呕吐。

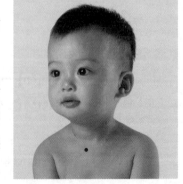

还有一种情况是孩子饭量正常却出现呕吐症状，而且反应剧烈如喷射状，这个时候家长要考虑是否食物中毒、胃炎或溃疡病、胃痉挛，应尽快去医院检查。

宝宝厌食、偏食、消化不良，捏脊就是好办法

现在生活条件虽然好了，但是还有很多孩子营养不良，一看面色就知道，土黄土黄的。有一次门诊上来了个小孩子，两岁多。医生一眼就看出孩子有三大特征：一是脸色黄，二是瘦，三是头发稀。

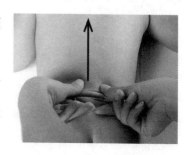

那位妈妈说，孩子挑食挑得很，很多青菜都不爱吃，他马上就要上幼儿园了，就带他来调理一下。面色土黄的表现许多家长都了解，这类儿童多有营养不良、厌食、偏食等。可是他们对为什么厌食偏食就会导致面部土黄却不得而知。

治疗偏食厌食、大便不调，一是健脾，二是消积

从中医角度讲，脾胃乃仓廪之官，后天之本，为津液气血及精气化生之源。如果孩子的脾胃虚弱，对食物的吸收能力降低，就会导致五脏失养、阴阳失衡，久而久之，五脏六腑得不到后天水谷精气的充养，导致气血不足，这时候就会面色土黄。

面色土黄的孩子多有懒动、偏食、厌食、大便不调等症状，治疗以健脾益胃为主，兼以消积导滞。

这种病家长就可以治，方法很简单，捏捏脊就可以了。让孩子趴在床上，背部保持平直、放松。家长站在孩子后方，两手的中指、无名指和小指握成半拳状。食指半屈，用双手食指中节桡侧面抵在孩子的尾骨处；大拇指与食指相对，向上捏起皮肤，同时向上捻动。两手交替，沿脊柱两侧自长强穴（肛门后上3～5厘米处）向上边推边捏边放，一直推到大椎穴（颈后平肩的骨

突部位），为捏脊一次。每天5～9次即可。

脊柱上与脊柱旁分别是人体督脉与足太阳膀胱经的所在，按捏脊部可以督一身之气、调理脏腑、疏通经络，对于改善孩子厌食之症有很好的效果。

经常给孩子捏脊的好处

首先是健脾胃。孩子的脾胃非常薄弱，又不知道饥饱，如果吃了过多高能量的食物，如油炸食物、甜腻食物、高蛋白食物，会因不能完全消化、吸收而影响脾胃功能，形成积滞、厌食；消化不良还可能引起腹泻；其他感染性腹泻会迁延导致脾胃虚弱。这些脾胃疾病都可用捏脊疗法来治疗。

其次是预防呼吸系统疾病。说到发烧、支气管炎、肺炎等，很多家长的脸色都为之一变。其实，孩子反复感冒、咳嗽，西医称为免疫功能低下，中医则认为是孩子卫外功能薄弱，阴阳不调。捏脊通过刺激督脉和膀胱经，能调和阴阳，健脾理肺，从而达到提高免疫力、减少呼吸系统感染的作用。

再者是让孩子睡得好。中医有句古话：胃不和则卧不安。捏脊疗法能调理脾胃，使之正常运转。脾胃功能正常了，孩子就不会有腹胀、腹痛、胃脘饱胀的现象，自然能够安然入睡了。

所以，每天早晚给孩子捏上三五分钟，就可以预防很多疾病。每个家长都很心疼自己的孩子，何不用这种方式来疼他呢？

孩子肚子不舒服，这位宝妈是用袜子搞定的

我曾经写过一篇用红豆外敷的文章，引起了很多宝妈的兴趣。大家纷纷

留言，想给孩子做个热敷袋，可是现在家里连个缝纫机都没有，有没有什么好办法？

有位宝妈留言教了一招，让我拍手称快。

这位宝妈说："何老师，我的孩子有一阵子大便稀，稍一受凉就拉肚子，我当时买的大青盐，给孩子热敷，可是每次用布包着特别不方便。晚上孩子睡觉的时候，他让我给他脱袜子，我拿着袜子灵机一动，把大青盐装进袜子里，放入微波炉里加热直接热敷多好啊！"

当时我就拿了只干净的袜子，装上盐试了试，真的非常棒！而且孩子拿着他的袜子，鼓鼓囊囊的，很好玩，他也非常愿意让我把袜子放在他的肚子上！

这个方法真好呀！宝妈可以试试哈！

孩子，你吃那么多饭，都吃到哪儿去了啊

当父母的，都希望自己的孩子能胖胖的，因为小孩子稍胖一点，意味着身体结实啊。可是，确实有很多孩子，饭量特别大，有些孩子，甚至比爸爸都能吃，但是仍然非常瘦。这些家长们心里会犯嘀咕："孩子，你吃那么多饭，都吃到哪儿去了啊？"

门诊上这样的孩子特别常见。其实，这类孩子常见于两种情况。

一是胃强脾弱

胃的主要功能是受纳和腐熟食物，说白了就是食物吃到胃里然后初步消化一下。脾主运化，就是把食物化为营养物质运送到全身。如果孩子胃的功

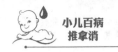
能特别强，他当然就特别能吃。脾比较弱，不能把营养物质运送到各个需要的脏器，那身体得不到充足的营养物质，孩子当然就比较瘦。

这类孩子，家长可以带着到中医儿科大夫那里去，用参苓白术散、四君子汤等来调理一下。平时，可以给孩子做一些山药薏米粥喝，健脾、补气、利湿，慢慢地孩子就胖起来了。食疗嘛，不用拘泥于比例，把山药、薏米、大米放入锅里煲成粥，经常给孩子喝就可以了。

另外，家长可以经常给孩子补补脾经，每天 300 次即可。

二是胃热炽盛

这也很好理解，很多孩子胃里有热，吃得也会比较多，这些食物中的营养物质直接转化为热量，然后被身体消耗掉了。所以，很多家长会发现，这类孩子吃得多，身体跟个小火炉似的，手脚心也会比较热。打个比方说，孩子就

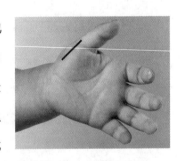

像个煤炉，往炉子里加煤，这些煤就开始燃烧，整个炉子都比较热，烧煤烧得也比较快。另外，孩子有胃热，热会往上走，所以这类孩子大多会伴有口臭、大便干、小便黄等等。

这时候，可以让孩子服用达元散、消积散等中药，家长也可以给孩子做一些百合莲子粥，或者用白萝卜给孩子熬点水喝，清清胃火。还可以每天给孩子清胃经，300 次即可。

门诊上很多孩子都是以上两种类型，调一调，很快就胖起来了。

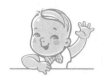

这样推，让孩子大口大口吃饭

昨天，有几位妈妈留言问，孩子不好好吃饭怎么办？这个问题确实很常见！在门诊遇到的来做小儿推拿的孩子里，经常见到的分为两种情况，一种是最近几天不怎么吃饭，还有一种是长时间的厌食、挑食、不爱吃饭。

最近几天不爱吃饭

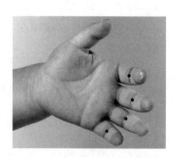

这主要跟食积、消化不良有关。最简单的，家长给孩子掐掐四缝穴，每日左右手各 6 ～ 10 次就可以了。家长如果把握不住，可以找专业人员给孩子针刺四缝穴，效果更明显。这个穴位是经外奇穴，治疗食积、疳积、消化不良、腹胀、呃逆等，效果都非常好。另外，家长还可以顺时针给孩子摩摩腹，三五分钟就可以了。

长时间不爱吃饭

很多孩子长时间不爱吃饭，身体瘦。这时候除了掐四缝外，还要加上补脾经 150 次（左右手）、从下往上捏脊 6 次（如果感觉孩子有内热，可以再从上往下捏 3 次，从下往上为补，从上往下为清）。

长时间不爱吃饭的孩子，大多伴有脾虚，所以加上补脾经。而捏脊除了本身就可以调理消化不良外，还可以调和阴阳平衡，改善脏腑功能。

身体差、吃点好的就上火，"虚不受补"的孩子请这样推拿

很多孩子经常生病，身体虚弱，但是，稍吃点肉就上火。不让孩子吃点好的，又担心孩子营养跟不上。春天正是长个儿的时候，怎么给孩子补一补呢？

这类孩子从中医上讲叫"虚不受补"。通俗地说，就是身体比较虚，一补反而会伤到身体。

打个比方，孩子身体比较虚弱，就好比一个特别小的公司，老板手下管着 5 个人，你突然让他管 100 个人，那这个公司就乱套了。这时候你得把人数一点一点往上增加才行。

小孩子虚不受补，首先是要调养脾胃，脾胃是气血生化之源，只有把脾胃补好了，才能把吃到肚子里的营养物质腐熟吸收并输送到肌肉四肢，孩子才能长身高、长体重、长智力！所以，小儿推拿也应以健脾为主！

◎ 补脾经

顺着大拇指桡侧从指尖向指根推为补脾经，有健脾的作用。300 次即可。

◎ 揉板门

孩子的大鱼际那一片区域就是板门穴，宝妈们记住，板门穴有治疗食积、腹胀、消化不良、呕吐等作用，是"健胃消食片"，揉 50 次即可。

◎ 运水入土

肾主水，脾主土，所以运水入土就是从孩子的小拇指指端推到大拇指指

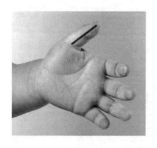
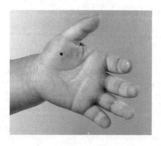
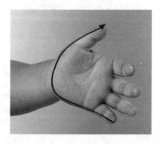

端。宝妈们记住，运水入土是治疗脾胃虚弱的特效推
拿手法，100 次即可。

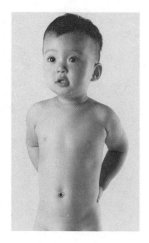

◎ 揉神阙

神阙穴就在肚脐处，经常揉神阙穴，可使人体
真气充盈、精神饱满、体力充沛、腰肌强壮、面色红
润、耳聪目明。中医讲"久病及肾"，所以要加揉神
阙穴 100 次。

◎ 揉足三里

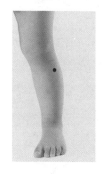

揉足三里有两大目的。其一，中医讲"肚腹三里留"，意
思是说人的肚子的问题都可以找足三里这个穴位，所以小孩
子消化不好，要多揉足三里；其二，俗话说"揉揉足三里，
胜吃老母鸡"，足三里穴还是个进补的要穴。

足三里穴很好找，外膝眼下四横指处有个凹陷就是了，
左右腿各揉 100 次。

◎ 捏脊

捏脊有调整阴阳、通理经络、促进气血运
行、改善脏腑功能等作用。孩子不吃饭、消化
不良、易感冒，宝妈都可以坚持给孩子捏捏脊，
不仅可以促进宝宝生长发育，还可以强身健体，
防治多种疾病。从孩子的尾椎往上捏到脖子处，
6 次即可。

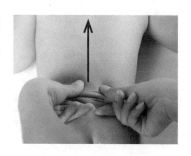

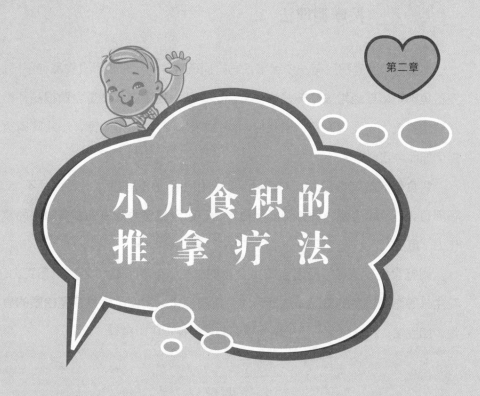

第二章

小儿食积的
推拿疗法

小儿食积的饮食、中药、按摩调理法

现在每个家庭都只有一个宝宝，妈妈们在喂养幼儿时唯恐食物品种不好，终日鱼肉奶蛋或经常去吃一些快餐食品，这些食物蛋白、热量含量很高，小儿消化系统尚未发育完善，自我控制能力较差，经常吃得太饱，小儿脾胃负担增加而导致"积滞"。

饮食停滞故有胃口差、时欲吐、口臭和舌苔很厚等症状。若治疗不当，积滞日久，迁延失治，脾胃功能严重损害，可导致营养及生长发育障碍而转化为"疳症"。

调整饮食是关键，应适当减少食物的总量，节制零食，避免吃巧克力、花生米等脂肪过多的食品，选择清淡可口易消化、富含维生素及蛋白质的食物，如豆腐、新鲜蔬菜、小米粥、软面条、少量鸡蛋、鱼等。

中药调理法

中医对食积有很好的疗效。中医将食积分为虚实两大类辨证施治。凡病程比较短，腹胀拒揉按，哭闹不安，或伴有低热者，多属实证，治疗以消食导滞为主，可选用保和丸加减；食积较重、大便秘结者，可选用枳实导滞丸。

食疗调理法

1. 用大米 50 克，白萝卜 100 克，胡萝卜 100 克煲粥。

2. 谷芽、山楂、槟榔、枳壳各等份碾末冲服，每次 1 ～ 2 克，每日三次。

按摩推拿法

◎ 捏脊

让患儿面孔朝下平卧。家长以两手拇
指、食指和中指捏其脊柱两侧，随捏随按，
由下而上，再从上而下，捏 3 遍，每晚一次。

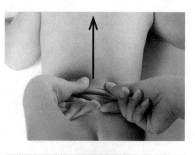

◎ 揉中脘

胸中与肚脐连线的二分之一处，即中脘
穴位。家长用手掌根旋转按揉，每日两次，
每次 150 下。

◎ 摩涌泉

足底心即涌泉穴。家长以拇指压按涌泉
穴，旋转按摩 30 ～ 50 下，每日两次。

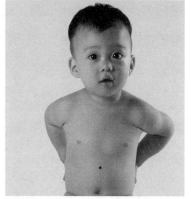

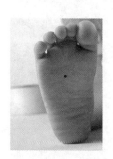

食积便秘请这样推最有效

很多食积的孩子会出现便秘、大便干的情况。其实，这病根儿还是在脾脏上，孩子吃太多食积了，就容易伤到脾。所以古代医书《幼科发挥》里面说："太饱伤脾。"脾脏受伤以后，运化功能就会变弱，这时候水谷精微就会积滞到肠腑，积的时间长了就容易化热。肠腑有热的话就会消耗掉更多的水液，这时候肠道就会传导失常，孩子就会大便干、便秘啦！

家长们千万不要小看了便秘，孩子大便干，拉"臭臭"的时候就容易形成肛裂，越疼孩子越不愿意上厕所，越不愿意上厕所便秘就越严重。另外，大肠经有热，还会传导到肺经上，肺经有热就容易发烧、感冒等。

食积便秘，家长可以这样给孩子推拿：摩腹、补脾经、清大肠、清板门、逆运内八卦、下推七节骨。这套手法非常好，有几个宝妈给孩子推完以后，孩子很快就拉"臭臭"了，宝妈们都感慨，没想到自己这么厉害！

◎ 摩腹

先顺时针给孩子揉揉肚子，揉上 100 次即可。家长们千万不要小瞧了摩腹，它的效果非常好。摩腹可以平衡脏腑气血运行，使气机运行通畅。

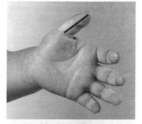

◎ 补脾经

沿孩子大拇指桡侧从指尖向指根推，即补脾经，300 次即可，可以健脾益气。

◎ 清大肠

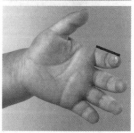

大肠经在食指桡侧，从指根往指尖推就是清大肠，300 次即可。食积便秘多跟大肠经积热有关，因此此法可以清大肠经之热。

◎ 清板门

家长要记住这个板门穴，它是一片区域，可不
是一个点，就在孩子手掌的大鱼际上。清板门能健脾
和胃、消食化滞、运达上下之气，可以消除腹胀、食
积。从掌根向手指方向推就是清板门，150 次即可。

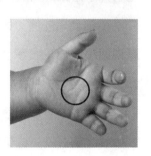

◎ 逆运内八卦

内八卦穴也是小儿推拿师非常喜欢用的一个穴
位，具有宽胸利膈、理气化痰、行滞消食的作用。内
八卦穴在手掌面上，以掌心为圆心，以圆心至中指根
横纹内 2/3 和外 1/3 交界点为半径，画一圆，八卦穴
即在此圆上。逆运内八卦治热，降胃气，消食积。用
您的左手抓住孩子的左手，右手中指放在八卦穴上，逆时针揉 150 次即可。

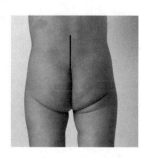

◎ 下推七节骨

七节骨穴是一条直线，从孩子的尾椎那一点开
始，把您的除大拇指以外的四指并拢，往上约四横指
那条线就是了。下推七节骨可以治便秘，因为它直接
刺激的是离肛门较近的位置，因此它可以让孩子产生
强烈的便意，帮助孩子排便。

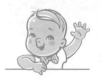

看看孩子的手指头就能早点发现食积

孩子是父母的心头肉，孩子一生病，家长会非常心疼。很多孩子发烧、
感冒、闹肚子，跟进食不节制导致食积有很大关系。食积的时候，容易生内
热，导致肚子胀、不消化，晚上睡觉的时候孩子翻来覆去，这时候就容易受

凉引起感冒、发烧。另外，孩子经常食积，脾胃的消化吸收功能会变差，从而容易引起腹泻。

当然，早期发现小儿食积非常重要，早期发现的话，就可以有针对性地采取一些方法将食积消除，这时候就不容易生病了。

小儿食积时会出现肚子胀、肛门红、口臭、舌尖红等症状。但是，这些症状并不是太好判断。其实，有个更简单的方法可以早期发现小儿食积，即观察小儿食指外侧（即靠近大拇指一侧）的皮肤颜色。如果食指外侧发紫，就说明小儿出现食积了。再详细地说一下，小儿食指的外侧有风关、气关、命关三个穴位，中医上叫"三关诊病"。

风关位于手掌侧面前沿、靠大拇指边，食指第一节，即掌指横纹至第二节横纹之间。气关位于食指第二节外侧，命关位于食指第三指节外侧。如果风关发紫，说明食积较轻，往气关、命关会越来越重。做小儿推拿的老师都知道一个顺口溜"风关轻，气关重，到了命关会要命"，虽然现在医学有了很大的进步，"要命"的说法已经夸张了一些，但是咱们当家长的还是要注意，孩子食积要尽早调理。

如果发现孩子食积，家长可以把食指、中指、无名指三个指头并在一起，放在小儿的肚脐上，每天早晚顺时针方向揉上100次，另外，还可以给孩子捏捏脊。当然，如果出现拉肚子、感冒、发烧的时候，最好还是及时到医院就诊。

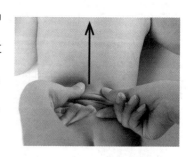

 食积咳嗽的小儿有效推拿

如果说宝宝因为感冒咳嗽了，家长们都很容易理解，对于食积咳嗽，可

能有些疑惑。其实《黄帝内经》中早就有论述：五脏六腑皆令人咳，非独肺也。小儿为纯阳之体，食滞胃脘之后，很快就会郁而化热，胃热上熏于肺，就会引起肺气的宣发肃降功能失常，从而引起咳嗽。

食积咳嗽有什么特点呢

　　家长要注意：食积咳嗽常伴有食欲下降、腹胀、发热、舌苔厚腻、小便黄等，往往有伤食史。食积咳嗽的主要原因当然是食积，所以我们推拿的手法主要还是清法，消积导滞，清热宣肺止咳。

　　下面是一套调理小儿食积咳嗽非常有效的手法。有一位宝宝，食积咳嗽，妈妈带着她上医院做血常规等检查，各项指标都正常。后来用这套手法推完之后，当天拉了两次"臭臭"，第二天咳嗽就轻多了。手法如下：

　　◎ 清胃经

　　孩子的胃经穴是一条直线，在孩子大鱼际的桡侧，从掌根到大拇指指根就是了，用您的左手抓着孩子的左手，右手大拇指指肚放在孩子掌根上，向大拇指指根方向直推就是清胃经，500 次即可。

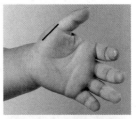

　　◎ 清大肠

　　大肠经在食指靠大拇指侧，呈一条直线，从指根向指尖方向直推即为清大肠，300 ～ 500 次。

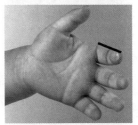

　　◎ 清肺经

　　肺经是指从孩子的无名指掌面指根到指尖呈一条直线，从指根推向指尖为清肺经，500 次，宣肺清热，止咳化痰。

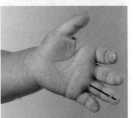

◎ 顺时针摩腹

给孩子顺时针揉肚子，顺时针为泻法，可清利肠腑，当孩子的肚子软乎乎的时候，他也会很舒服，所以摩腹时间要长，最低5分钟。

◎ 按揉膻中

膻中穴位于孩子两乳头连线的中点，按揉3～5分钟，宽中理气，宣肺止咳。

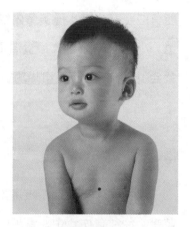

◎ 分推肩胛骨

在肩胛骨内侧从上向下分推，称为分推肩胛骨，300次，可调补肺气，止咳化痰。

◎ 补脾经

脾经在小儿大拇指的桡侧，从指尖向指根方向直推100～200次即可，补脾胃。脾属土，肺属金，补脾可培土生金、补益肺气。

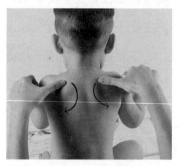

◎ 揉丰隆

如果伴有痰多者可加丰隆穴，丰隆穴位于小腿外侧中点，按揉50～100次，温阳化痰。

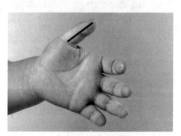

另外需要提醒家长们一点，很多家长喜欢给宝宝泡菊花、金银花等凉茶喝，认为孩子容易火大，经常喝这些凉茶可以去去火，其实长时间给孩子喝凉茶会使宝宝的脾胃更弱，这些东西毕竟是药，而且药性偏凉，平时最好让孩子喝白开水，可乐一类的碳酸饮料就更不要喝了，尤其在孩子生病期间。

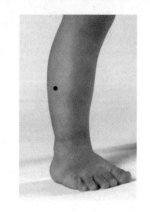

请各位宝妈把食积发烧的小儿推拿、食疗法记下来

昨天咱们讲了小儿食积发烧的五大症状，当父母的最害怕孩子发烧，所以，家长感觉孩子有食积内热的时候，就用下面的方法给孩子推一推，把疾病消灭在萌芽之中。

◎ 补脾经

脾经就在孩子的大拇指桡侧，从指尖到指根呈一条直线，从指尖向指根直推就是补脾经，500 次。

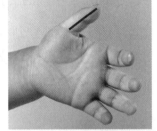

◎ 揉板门

板门就在小孩的大鱼际处，按揉 100 ～ 300 次，常常与补脾经一起，治疗小孩食积。补脾经、揉板门健脾和中，调理胃腑。

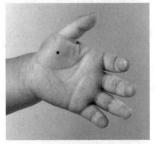

◎ 清大肠

大肠经在宝宝食指桡侧缘，从指尖到指根呈一条直线，由指根向指尖方向直推即为清大肠，肚子胀的话可推 500 次，不胀就推 200 ～ 300 次。

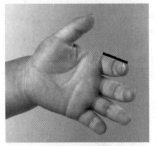

◎ 清胃经

胃经在宝宝大鱼际的桡侧，由大拇指指根到手腕呈一条直线，从手腕方向直推至指根，为清胃经，推 500 次。

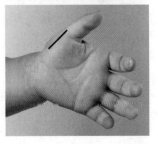

◎ 顺时针摩腹

顺时针揉肚子 5 分钟。清胃经、清大肠、顺时针摩腹合用，消积导滞，清胃腑热。

◎ 退六腑

六腑在小孩的上肢尺侧，即小指一侧，从手腕
到内肘尖呈一条直线，从内肘尖向手腕方向直推即
退六腑，300 次。

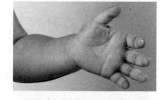

◎ 清天河水

天河水在小孩的上肢内侧，从手腕到肘窝呈
一条直线，从手腕向肘窝方向直推为清天河水，
300 ～ 500 次。注意这个穴位是向心方向为清。
退六腑、清天河水合用，清热泻火。

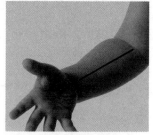

◎ 捣小天心

如果宝宝睡眠不好，可加个捣小天心，小天心
在大小鱼际的中间凹陷处，50 ～ 100 下。

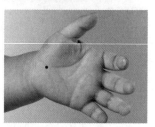

石膏大米粥：对于食积发烧的孩子，石膏大米
粥这个小食疗方真心不错，家长们一定要记下来。生石膏 30 克，先把生石膏
放锅里加上水，大火烧开后换成小火煎上 20 分钟。然后把药汁倒出来，生石
膏倒掉。在药汁中加入大米，熬成粥给孩子喝。食积发烧是胃经有热，而生
石膏是专泄胃经积热的，该方中生石膏的量适合 3 岁左右的孩子。

孩子食积瘦小个子矮，试试这套 "小儿长高推拿疗法"

食积很常见，小儿脾胃还没完全发育成熟，比较弱，家长又非常宠宝宝，
常常带孩子出去吃所谓的 "好吃的"，宝宝喜欢吃啥，就使劲儿往肚里塞，很

容易造成食积，经常性的食积就会导致宝宝的脾胃更弱。

而中医认为脾为气血生化之源，意思就是脾胃是提供宝宝生长发育所必需的营养的来源，脾胃受损了，营养的生成就会减少，不足以满足宝宝正常生长发育的需要，宝宝不长个儿也就在情理之中了。

如果您的宝宝比同龄孩子矮得多，食欲差，挑食，身材瘦小，那宝妈就要注意，可以带孩子先去医院检查一下微量元素，因为长期的挑食很容易造成宝宝某种微量元素的缺乏，并有针对性地进行补充，然后配合着小儿推拿，效果会更好。下面就是消除食积的小儿推拿手法：

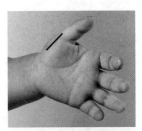

◎ 清胃经

一手以拇指螺纹面自小儿大鱼际桡侧缘从掌根向拇指根方向直推 500 下。食积之后，食物在胃中继而化热，所以要清胃经，清热化湿。

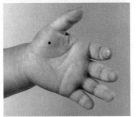

◎ 揉板门

以拇指端按揉小儿大鱼际平面 200 ～ 300 次，可健脾和胃、消食化滞。

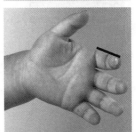

◎ 清大肠经

由小儿食指指根沿食指桡侧缘向食指尖方向推 200 ～ 300 次，或者 3 ～ 5 分钟，可导积泄热通便。

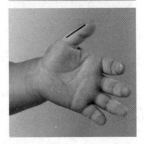

◎ 补脾经

食积常常伴有脾胃虚弱，所以要补补脾经，健脾和胃。沿小儿拇指桡侧缘由指尖向指根方向直推 500 次。

◎ 点刺四缝穴

即用三棱针点刺四缝穴，很多孩子会挤出来油性黄水，效果很好。四缝穴（如右图所示）是治疗疳积的主穴，这个要由专业的小儿推拿师来做。家长也可以用您的大拇指指甲掐孩子的四缝穴，

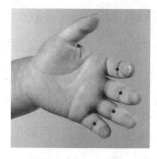

◎ 揉足三里

足三里穴在外膝眼下三寸，即外膝眼下四横指处。按揉 100 ～ 200 下，可健脾和胃、增强体质，是常用的保健穴。

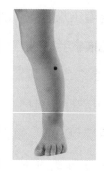

◎ 顺时针摩腹

经常食积的孩子，胃肠蠕动比较差，顺时针揉肚子可以促进胃肠蠕动，一般每次 5 ～ 10分钟。

◎ 捏脊

家长用两手的食指和拇指将小儿脊柱上的肌肉轻轻捏起，从下往上，捏 5 ～ 8 遍，可以强身健体，增强孩子体质。

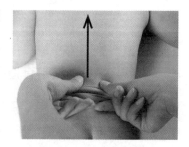

对于食积或疳积造成宝宝挑食，民间有个小验方，效果不错：

将鸡内金 30 克烤黄，嫌麻烦的话可以直接去药店买，每次 1 克，每天2 ～ 3 次，开水冲服，对疳积的孩子效果明显。

也可以用炒黑白丑（牵牛子）、炙鸡内金各等分，共研细末，每日一剂，分 2 次服，对于食肉过多而导致的食积效果很好。

小儿脾胃虚、易食积，
请把这套推拿手法用上

小孩子手上的穴位呀，就像一个个小药库，宝妈们捏一捏、揉一揉，就好像从这些小药库里取出来药给孩子用上了一样，妙用无穷！

前面聊过很多关于食积的话题，但是话题没有孩子的问题多。比如小孩子脾胃虚弱、易食积的问题。

孩子脾胃虚→吃饭不好→吸收不好→身体差→易生病，孩子易生病→身体越来越差→影响身高体重。这样的孩子等于进入了一个恶性循环。

相反，给孩子健脾胃→吃饭好→吸收好→身体壮→免疫力强不容易生病→个子高身体壮，这是一个良性循环。

所以，脾胃是孩子健康成长的根本。宝妈们除了科学的喂养方法之外，不妨用小儿推拿的绿色疗法给予宝宝良性的干预。一般容易食积的宝宝除了吃得多之外，还有脾胃弱的因素在里面，所以主要是健脾胃。

主 穴

◎ 清补脾经

将小儿拇指屈曲，以拇指端循小儿拇指桡侧缘由指尖向指根方向来回推，500 次。清补脾经可以健脾胃。

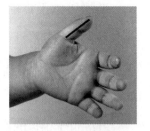

◎ 运内八卦

小儿手掌面，以掌心（劳宫穴）为圆心，以圆心至中指根横纹内 2/3 和外 1/3 交界点为半径，画一圆，内八卦穴即在此圆上。该穴可助气调气，加强中气的

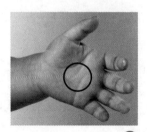

运化力量，并能消积化痞，运 500 次。

◎ 揉外劳宫

外劳宫属于暖穴，可温里驱寒。对于寒性体质的
孩子，如平时怕冷，手脚经常凉凉的，一吃凉的就肚
子疼，或者拉肚子等情况，坚持推拿效果很好。外劳
宫在小孩掌背正中第三、第四掌骨之间凹陷处，掌指
关节后 0.5 寸处，揉 300 ～ 500 次。

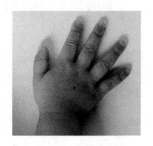

配 穴

◎ 揉二人上马

揉二人上马可大补肾之水火，针对体质差、早
产，或非母乳喂养导致的脾胃弱，长期推拿，效果不
错。二人上马在小孩的掌背小指、无名指两掌骨中
间，掌骨小头后凹陷中，300 ～ 500 次。

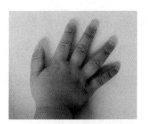

◎ 推四横纹

四横纹位于食指、中指、无名指、小指近端掌
指关节屈侧的横纹处，可以调理脏腑，疏理气机。推
3 ～ 5 分钟，对于容易腹胀者效果很好。

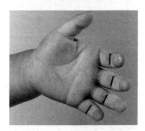

◎ 平肝经

肝经位于小孩的食指掌面，从食指指根向指尖方
向直推即为平肝经，500 次，可以疏肝理气。

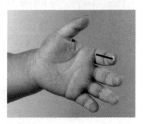

给大家介绍一个食疗的方法：将适量龙眼肉置砂
锅内煎汤，给宝宝每天喝一次。

龙眼肉，性温，味甘，入心、脾经。龙眼是益脾养心之物，是补脾胃、养营血的要药，善食龙眼并饮其汁者，有养营血而安心神之力，补心气而益脾气之功，故龙眼肉有"果中神品，老弱宜之"之美誉。

需要注意的是容易上火的孩子不要喝，因为龙眼肉是温性的，喝后会更容易上火。

 **动不动就食积、反复感冒发烧，
请这样给孩子推拿**

上呼吸道感染也就是中医所说的外感，那么食积与反复感冒、发烧又有什么关系呢？如果孩子经常感冒，我们可能会说这孩子体质差，动不动就感冒。其实，饮食不规律、经常食积的小孩，体质就没几个好的。因为小儿本来就脾胃弱，每次食积都是对他的脾胃进行一次赤裸裸的伤害。

刚开始食积，孩子可能没太大反应，只是饭量偶尔减少。如果家长没及时觉察，食积时间长了，次数多了，脾胃就会严重受损。而脾胃又为气血生化之源，意思就是说脾胃是产生和协助人体吸收各种营养的核心机器，你想如果核心机器坏掉了，营养不够，孩子的体质怎么会好？体质差了，天气稍一变化，孩子就容易感冒、发烧。

另外，中医五行认为，土生金，而脾属土，肺属金，当脾胃弱了，肺气也会变弱，肺本为娇脏，这下就更娇气了，不能受一点风吹草动，不然就会感冒。这时用小儿推拿效果还是挺好的，主要就是开天门、推坎宫、揉太阳发汗解表，清胃经、清大肠、掐揉四横纹、顺时针摩腹消积导滞，补脾经、补肺经，补益肺气，培土生金。

◎ 开天门

从两眉中间的印堂穴向头顶方向直推，300 次。

◎ 推坎宫

以两拇指桡侧自眉心向眉梢分推，从内向外推 300 次。

◎ 揉太阳

太阳穴比较好找，就在眼角的外侧，有个明显的凹陷就是太阳穴，揉
100 ～ 300 次。

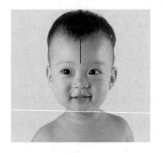
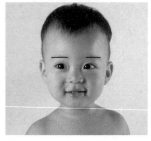
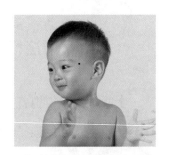

◎ 清大肠

大肠经是在宝宝食指桡侧缘，从指尖到指根
呈一条直线，由指根向指尖方向直推即为清大肠，
300 ～ 500 次。

◎ 清胃经

胃经是在宝宝大鱼际的桡侧，由大拇指指根到
手腕呈一条直线，从手腕方向直推至指根，为清胃
经，300 ～ 500 次。

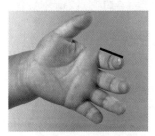

◎ 顺时针摩腹

顺时针揉肚子 5 分钟。

◎ 掐揉四横纹

四横纹就是我们常说的四缝穴，以拇指指尖掐

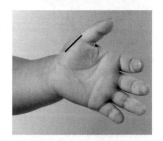
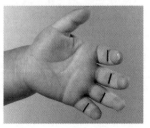

揉 100 ～ 200 次。如果食积时间长，可以用三棱针点刺四缝穴，改善食欲的
效果还比较明显。

◎ 揉板门

板门就在小孩的大鱼际处，按揉 100 ～ 300 次。

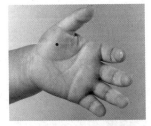

◎ 补肺经

肺经位于小儿无名指指面，从指尖到指根呈一
条直线，从指尖向指根方向直推即为补肺经。

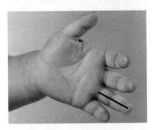

◎ 补脾经

脾经就在孩子的大拇指桡侧，从指尖到指
根呈一条直线，从指尖向指根直推就是补脾经，
200 ～ 300 次。

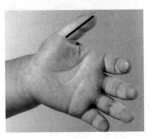

上面这套手法，做下来大约 15 分钟左右，效
果非常好。家长千万不要小看食积，时间久了，孩
子不光是反复感冒发烧的问题，个子也会比同龄人
矮，容易乏力，严重的就会面黄肌瘦。到时候再去
治疗，见效就会很慢。

孩子长期食积，怎么调？应该注意啥

好多家长会说，我的孩子从小就不好好吃饭，身体瘦，头发黄。这类孩
子大多是食积时间比较长，家长不注意，成为疳积了。

什么是疳积

疳积是中医的说法，通俗地讲，就是长时间饮食不节导致脾胃功能失常，这类孩子多会出现精神不振、面黄肌瘦、毛发焦枯、肚大筋露、吃饭少、长时间大便稀或干，或不规律等。门诊上经常遇到这样的家长，以前感觉孩子吃饭少，也不注意，时间久了，发现孩子个子比别的小朋友矮，身体比别人瘦，来看病，才知道原来是疳积了。

消疳积要补泻兼施

疳积了，家长不能一味地给孩子消食积，孩子本来身体就弱，再一消一清，更伤脾胃。当然，也不能光补，孩子身体弱，补多了上火、生内热，反而更容易生病。

所以，家长给孩子调理的时候要注意补泻兼施。比如在饮食上，经常给孩子吃一些消食积的食物，用白萝卜、山楂熬水给孩子喝。同时，多给孩子吃些健脾的食物，山药、薏米、南瓜、大枣、栗子、扁豆等。家长要有耐心，慢慢地，孩子的脾胃功能补上来了，吃的饭就多了，饭吃得多了，人自然就胖了。

长期食积的孩子一定要注意补充维生素、微量元素

有一点需要提醒家长们注意，长期食积的孩子，家长一定要注意给孩子补充维生素或者微量元素。这主要是因为这类孩子长时间吃饭少、饮食不均衡，所以很容易出现微量元素或维生素缺乏。找专业的儿科医生，有针对性

地补充孩子身体所需要的微量元素，也可以很快地帮助孩子均衡营养。

长期食积的孩子，可以试试小儿推拿

小儿推拿是一种非常好的调理方法，家长们可以自己在家坚持给孩子试试。

◎ 清胃经

胃经穴在大鱼际的桡侧，由大拇指指根到腕横纹呈一条直线，注意，可不是整个大拇指。向心为补，离心为清，所以从手腕向指根方向推就是清胃经了。把孩子抱在怀里，用您的左手抓住孩子的小手，您右手的大拇指放在孩子的左右胃经上，清 300 次即可。

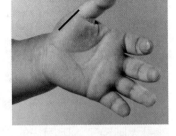

◎ 补脾经

脾经在孩子的大拇指桡侧，从指尖到指根呈一条直线。从指尖向指根方向直推为补脾经，推300 次。

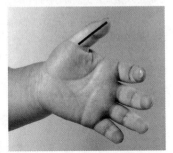

◎ 揉板门

除了脾经穴外，还有一个穴位叫板门穴，揉板门能健脾和胃、消食化滞、运达上下之气。板门穴跟脾经穴一样，也不是一个点，而是一个区域，它就在大拇指下方手掌上那片厚厚的肉上。

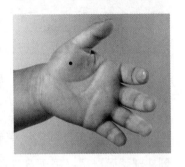

脾经穴和板门穴是两个非常好的保健穴，如果孩子肚子胀、不消化、不爱吃饭、消瘦、脸色发黄等，家长可以常给孩子揉揉这两个穴位。

◎ 掐四缝

小儿推拿师最喜欢四缝穴了，它又被称作"吃饭穴"，很多孩子不好好吃饭，小儿推拿师用针扎一下四缝穴，孩子很快就有胃口了。不过家长在家最好不要扎，可以给孩子掐掐四缝穴。方法很简单，用您大拇指的指甲每个穴位掐 5 次就可以了。

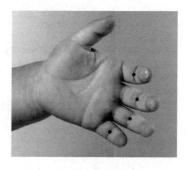

◎ 清（补）大肠

大便正不正常，是孩子健不健康的一个重要指标。糟粕能排出去，肠道运转正常，孩子才会感觉到饿，才能想吃饭。所以，如果孩子大便干，可以清清大肠。食指靠近大拇指一侧就是大肠经了，用同样的方法，从指根向指尖推 300 次即可。反之，如果孩子大便稀，可以给孩子补大肠，从指尖向指根推就可以了。

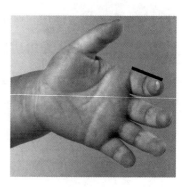

◎ 捏脊

捏脊的好处太多了，它能健脾理肺，调和阴阳。如果您的孩子消瘦，经常生病，身体差，建议您多花点功夫，给孩子捏捏脊，由于捏脊是在整个脊柱周边区域进行操作，人体的膀胱经、督脉还有心、肝、脾、肺、肾五脏的背俞穴都在这条线上，因此捏脊是一个全身的调理。

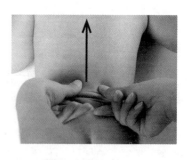

每天用您两手的大拇指和食指，捏起孩子背部的皮肤，从尾椎那往上捏到枕部就可以了，每天 6 次即可。

◎ 摩腹

上面这些做完了，再给孩子揉揉肚子，孩子会非常舒服。腹部是许多脏腑的家，肝、脾、胃、胆、肾、膀胱、大肠、小肠等脏器都住在这里，腹被喻为"五脏六腑之宫城，阴阳气血之发源。"药王孙思邈在《备急千金要方》中说："摩腹数百遍，则食易消，大益人，令人能饮食，无百病。"

每天给孩子摩腹 150 ～ 300 次，让孩子胃肠通畅、气血顺畅。方法很简单，把您的除大拇指以外的四个手指并拢，用指腹顺时针揉就可以了。

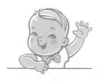

孩子手上有 4 个消食积穴，推推揉揉百病消

小孩子本身脾胃功能不完善，但是又特别能吃，所以很容易食积。其实，孩子手上有 4 个消食积的穴位，家长可以经常给孩子揉揉，消食积于无形。

◎ 清胃经

胃经穴在大鱼际桡侧，大拇指指根到腕横纹呈一条直线，注意，可不是整个大拇指。向心为补，离心为清，所以从手腕向指根推就是清胃经了。把孩子抱在怀里，用您的左手抓住孩子的小手，您右手的大拇指放在孩子的左右胃经上，清300 次即可。

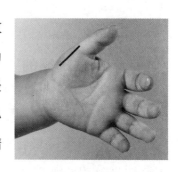

◎ 清大肠

肺与大肠相表里，孩子有食积，大肠经有热就会传导到肺经上，孩子就容易感冒、发烧、肺炎等。如果孩子有食积，大便还比较干，可以清清大肠。食指靠近大拇指的一侧就是大肠经了，用同样的方法，从指根向指尖推300 次即可。

◎ 推四横纹

四横纹的位置大家看一下右图，位置在哪儿一目了然，就不多说了。把您的大拇指放在孩子的四横纹上来回横推 150 次左右就可以了。四横纹穴可以"理中行气，化积消胀，退热除烦"，所以如果您的孩子肚子胀、不消化、不吃饭、烦躁、内热大，可以给孩子推推四横纹，效果会非常明显。

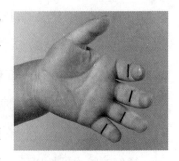

◎ 揉小横纹

在小指跟手掌的交界处有个穴位叫小横纹，如果有的孩子有食积，肚子胀，甚至还伴有口腔溃疡等，可以揉揉小横纹。手法很简单，用您的大拇指顺时针揉 300 次就可以了。

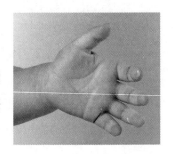

难缠的"食积咳嗽"其实不难治

食积咳嗽最难缠，容易反复发作，让宝妈们头疼不已。小儿食积咳嗽在门诊上非常常见，家长们如果明白食积咳嗽的发病原因，对疾病的治疗和预防都有非常积极的作用。

为什么食积会引起咳嗽

家长们不理解，食积是胃肠道的事，咳嗽是肺的事，食积怎么会引起咳嗽呢？道理很简单，胃与大肠相连，如果孩子食积的话，胃中就有热，就会传导到大肠，孩子就会出现大便干、肚子胀等症状。肺与大肠相表里，大肠经之热就会传导到肺经。胃气、大肠气、肺气都主降，有热邪的时候就会上逆，这时候孩子就会咳嗽。所以中医常说"腑气不通，肺气不降"，就会导致咳嗽。"五脏六腑皆令人咳，非独肺也"就是这个道理。

食积咳嗽最常见于两种咳嗽，一种是食积内热引起的感冒咳嗽，另一种是单纯的食积咳嗽。

食积内热引起的感冒咳嗽

感冒是种常见病，宝妈很奇怪，别人家孩子感冒了，流几天清鼻涕就好了，为什么我的孩子又是咳嗽又是发烧呢？这就跟食积有关。

门诊上经常见到一些因为感冒来看病的孩子，一检查，肚子发胀、便秘或者腹泻、舌苔厚、口臭、呕吐等，这就跟食积有关。给孩子开中药处方的时候，有经验的儿科大夫会加上枇杷叶，因为枇杷叶除了有止咳的作用，还可以降胃气。

《本草再新》中说枇杷叶"清肺气，降肺火，止咳化痰"，《本草纲目》中说它"和胃降气，清热解暑毒"。把孩子的胃气降一降，感冒咳嗽就会好得快一些。

经常性的食积咳嗽

还有一些孩子，因为有食积内热的缘故，不感冒的时候也会咳嗽。孩子以咳嗽为主，但是一查，有明显的食积。这时候只要消食积通大肠，腑气一降，孩子就不咳嗽了。

中医有个非常经典的方子，叫"宣白承气汤"，只有生石膏、生大黄、杏仁、瓜蒌皮简单的四味药，但是治疗食积咳嗽效果非常好。

这个方子里，生石膏清泄肺热，生大黄泻热通便，杏仁粉宣肺止咳，瓜蒌皮润肺化痰，诸药同用，使肺气宣降，腑气畅通，痰热得清，咳喘可止。"宣白"指宣通肺气，"承气"谓承顺腑气，所以起名叫"宣白承气汤"。

需要提醒家长们，这个方子需要在医生的指导下加减使用。

 ## 孩子食积发烧，
这种"釜底抽薪"的方法非常好

孩子食积发烧的话，怎么推效果好？这个话题非常常见，很多孩子一发烧，家长会发现，孩子的舌苔要么白厚，要么黄厚，这是明显的食积发烧。孩子发烧了，当然要去医院看看。但是，看完大夫用完药，如果咱们当父母的再给孩子推一推，当然就更好了。

建议家长们采取的方法是清天河水、清大肠、清胃经、揉板门、补脾土、掐四缝、揉腹。作用很明确，就是清热、消积、健脾、清胃肠。

清天河水的目的是退热；清大肠、清胃，是为了使消化系统通畅；揉板门、补脾土，是为了健脾；掐四缝是为了消食积；揉腹是为了使整个腹部通畅。很多孩子做完推拿后，很快就会放屁、拉"臭臭"，烧也退了。就像把下面的柴抽掉了，上面的锅自然就凉啦！

◎ 清天河水

在小儿前臂正中，由腕横纹中点向肘横纹中点沿直线推就是清天河水。清天河水为什么可以退烧呢？因为这条线正好是心包经的位置，逆推心包经，既可泻肝经之火，又可补脾经之血。肝火泻了，烧就退了；脾经补了，孩子的胃口就好了。150次即可。

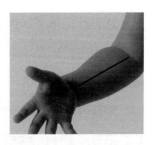

◎ 清胃经、清大肠

食积发烧嘛，当然要清胃
经、清大肠。胃经穴很好找，
大鱼际外侧那条线就是。大肠
经也很好找，食指靠近大拇指

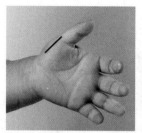
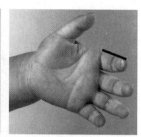

一侧就是。向心为补，离心为清，所以两个穴位都沿离心方向推，各300次
就可以了。

◎ 揉板门

这个穴位也可以调脾胃，同时还可以治疗食积、
腹胀、食欲不振等，300次即可。方法如前述。

◎ 补脾土

食积的孩子多脾虚，所以要补补脾，300次即
可。方法如前述。

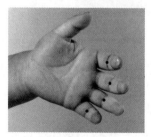

◎ 掐四缝

家长们一定要记住这个四缝穴，孩子的脾胃功
能运化失调的时候经常用到它。小儿推拿师也非常
喜欢这个穴位，他们一般是刺四缝，一出血就好，
效果立竿见影。家长们可以给孩子掐一掐，10次
即可。

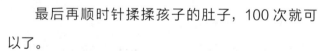

最后再顺时针揉揉孩子的肚子，100次就可
以了。

小孩子的经络比较通畅，没有什么瘀堵，不像成人。中医讲，治病以通
为用。所以，如果家长对推拿不是特别了解，或者手法比较生疏，那可以选
择一个最简单的办法，就是摩腹，顺时针给孩子揉腹 2 ～ 3 分钟即可，只要
胃肠道通畅了，孩子大小便正常，内热消了，烧就退了。

宝宝口气重、厌食、肚子胀、积食怎么办

有些宝宝经常口气重，厌食，特别容易积食。有时是睡着后咳嗽，大吐特吐，吐完再发烧、积食等。还有的宝宝是嘴唇很红，口气很重，而且口角有"白苔儿"，这些都说明胃里有热了，得赶紧给他们清清热，不然接下来，他们就会发烧，甚至出现肺炎、扁桃体发炎等。

◎ 掐四缝

四缝穴，位置如右图所示，消宿食、积滞效果特别好，左右手各掐 10 遍即可。

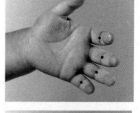

◎ 揉板门

板门穴很好找，手掌上的大鱼际处就是，左右手各揉 1 ~ 2 分钟。板门穴健脾和胃，消食化积，还有一个功效就是运达上下之气，让孩子的胃气通畅。

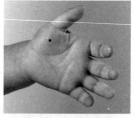

◎ 清胃经

给孩子清清胃经，可以消胃火，还有降逆的作用，这样孩子就不会口臭、呕吐了，左右手各300 次。

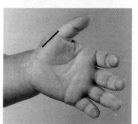

◎ 运内八卦

家长们要注意，这类孩子大多还会有痰，内八卦穴有顺气化痰的作用，如果孩子除了有上面的症状，还有痰的话，可以把这个穴位配上，左右手各 300 次即可。方法如前述。

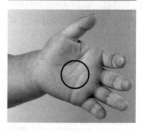

脾胃有热的宝宝可以喝茯苓山药小米粥调养，也可用柿霜冲水喝，喝鲜

萝卜汁、绿豆粥也行。可以多给宝宝吃生菜、莜麦菜、西红柿、枇杷等。

经常给孩子清清肠胃，他就不生病了

房屋如果不定期打扫，把没用的物件清理出去腾出空间，那屋子就会布满灰尘、滋生病菌，有损健康。小孩子的肠胃就像房子一样，不能只顾得往里边储存东西，而不懂整理打扫。

孩子都是天生的"小吃货"，见物则爱，看见一件东西不管能吃不能吃，总爱先抓起来往嘴里塞。不过孩子脾胃较弱，又不懂节制，遇见自己喜欢的食物便使劲享受，直到吃得肚子圆嘟嘟的。

当进食的量超出了脾胃的正常承受范围便不能完全消化，在肠道形成停滞性的残留。这些残留对肠胃来说就像房屋里的垃圾，是没用的东西，要及时清扫出去。不然垃圾堆久了，就会腐化滋生细菌，导致免疫力下降，引起一系列的疾病。

给孩子的肠胃"大扫除"，不用吃药不用打针，孩子的手臂就是一个消积导滞的工具。操作方法也很简单，只需家长用双手的拇指和食指，捏起孩子前臂部的皮肤做一扯一放动作，就像在背部捏脊的手法一样，自手背起，直至捏到肘部停止，然后再返回初始部位进行操作，做 20 ~ 30 次即可。

这个手法刺激的部位其实是手少阳三焦经循行的区域，三焦为六腑之一，"六腑以通为用"，就像管道，是输送物质的通道，不能发生堵塞，要时刻保持畅通。只有三焦通畅无阻，肠胃的废物才能毫无保留地排泄出体外，这是间接给肠胃"大扫除"的办法，效果非常不错，各位爸爸妈妈一定要记牢了，定期用它为您孩子的肠胃做"大扫除"。

 # 让孩子"胃"里通畅的三大穴，看一眼终生不忘

很多家长会觉得孩子身上的穴位比较乱，不容易记，没关系的，跟着本书捋一遍，您就能记住十之七八了。

小孩子的脾胃最容易出问题，今天跟大家讲讲让孩子胃肠通畅、舒服的三大穴。这三个穴就是上脘、中脘、下脘。家长们可能一听"头都大了"，三个穴，今儿个看完明儿个就忘了，怎么办？别急，看看下面的图，相信你会终生难忘！

◎ 上脘穴

上脘在哪儿呢？在胃和食管连接的地方，食管往上就是口腔，所以，上脘穴主要治疗孩子胃里不舒服导致的与食管、口腔有关的疾病，比如食积咳嗽、打嗝、吐奶、呕吐、反酸等。

◎ 中脘穴

中脘穴对应的是胃的中部，所以刺激中脘穴可以促进胃的蠕动，中脘穴被称为"万能胃药"，它主要治疗胃病，比如肚子胀、腹泻、便秘、胃痛、吃饭少、翻胃等。有些孩子晚上不爱睡觉，翻来翻去的，家长给揉揉肚子，孩子很快就睡着了，这就跟中脘穴有很大关系，揉肚子刺激到胃了，胃里舒服了，不瘀堵了，自然就睡着了。

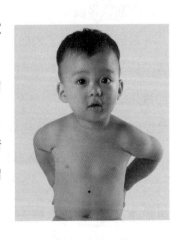

◎ 下脘穴

下脘穴跟肠道相连，所以它可以治疗一些胃肠病，比如肚子胀、肚子疼、食谷不化、肠鸣、拉肚子等。

成人的穴位可分上、中、下三脘，但小孩子是"水平胃"，孩子的肚子也小，三穴离得不远，所以一般只标记中脘穴。中脘穴很好找，用小孩子自己的小胖手，肚脐往上量五横指宽的地方就是了。一般按摩的时候，用手掌根放在上面揉 2 ~ 3 分钟即可，因为手掌根把得宽嘛，三个穴位都会照顾到。

家长给孩子按摩中脘时，可以根据孩子的症状适当调整，如果孩子的病跟肠道有关，揉中脘时可以位置偏下一点；如果孩子的症状偏于食管和口腔，可以位置稍靠上一点。

孩子身上的几个"吃饭穴"，一揉就狼吞虎咽

有的家长为孩子吃得多、食积发愁，也有很多家长为孩子不吃饭、瘦得皮包骨头发愁。给大家推荐几个"吃饭穴"吧，经常给孩子揉一揉，孩子就会狼吞虎咽大口吃饭啦！

◎ 胃经穴

胃经穴在大鱼际桡侧，由大拇指指根到腕横纹桡侧呈一条直线，注意，可不是整个大拇指。向心为补，离心为清，所以从腕横纹向指根推就是清胃经了。把孩子抱在怀里，用您的左手抓住孩子的小手，您右手的大拇指放在孩子的左右胃经上，清300 次即可。

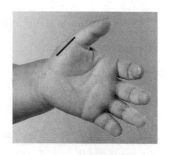

◎ 四缝穴

四缝穴也叫四横纹，是指孩子食指、中指、无名指、小指近端指间关节的 4 个横纹。四缝穴是小儿推拿师特别喜欢的穴位，因为它是经外奇穴，治

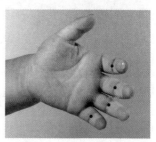

疗小儿疳积效果特别好。如果孩子不爱吃饭，小儿推拿师拿着三棱针扎一下这四个部位，会挤出一些黄水，扎上一两次，孩子就胃口大开啦。

当然，作为宝妈宝爸，自己在家给孩子掐一掐四缝穴也非常好，左手抓着孩子的小手，右手用大拇指的指甲一下一下地掐就可以了。这是掐四缝，每个指节掐 10 次，左右手都要掐到。

◎ 板门穴

除了脾经穴外，还有一个穴位叫板门穴，孩子大鱼际处就是板门穴，顺时针揉就可以了，每天 150 ～ 300 次。揉板门能健脾和胃、消食化滞、运达上下之气。板门穴跟脾经穴一样，也不是一个点，而是一个区域，它就在大拇指下方手掌上那片厚厚的肉上。

脾经穴和板门穴是两个非常好的保健穴，如果孩子肚子胀、不消化、不爱吃饭、干巴瘦、脸色发黄等等，家长可以常给孩子揉揉这两个穴位。

◎ 中脘穴

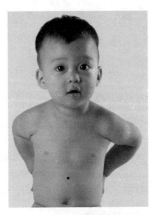

中脘穴对应的是胃的中部，所以刺激中脘穴可以促进胃的蠕动。中脘穴被称为"万能胃药"，主要治疗胃病，比如肚子胀、腹泻、便秘、胃痛、吃饭少、翻胃等等。有些孩子晚上不爱睡觉，翻来翻去的，家长给揉揉肚子，孩子很快就睡着了，这就跟中脘穴有很大关系，揉肚子刺激到胃了，胃里舒服了，不瘀堵了，自然就睡着了。

◎ 内八卦

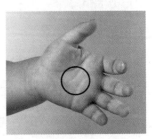

内八卦位于小儿手掌面，以劳宫穴为圆心，以圆心至中指根横纹内 2/3 和外 1/3 交界点为半径，画一圆，八卦穴即在此圆上。此穴可助气调气，加

强中气的运化力量，并能消积化痞，逆时针运 300 次。

 ## 最近，有两位宝妈因为孩子不爱吃饭
受刺激了

最近，有两位宝妈受刺激了……

一位宝妈说，抱了一下朋友 4 岁的孩子，第一次没抱动。仔细一问，朋友 4 岁的孩子 45 斤，她家的儿子 29 斤。当时自己那个难过呀！

另一位宝妈说，冬天到了，把孩子的棉衣拿出来穿，刚开始咋看咋别扭，仔细一想，才知道孩子最近不爱吃饭，瘦了很多，衣服穿着看起来又肥又大，感觉自己这个当妈的特别失败！

根本原因都在于孩子长期不爱吃饭、厌食。

孩子不吃饭、厌食，原因在哪儿

门诊上，不爱吃饭、厌食的孩子以 1 ~ 6 岁年龄段比较多见，孩子主要表现为长期食欲减退或食欲缺乏。一般情况下，这类孩子的病程较长，为 2 个月以上，体重就更不用说了，肯定比正常孩子低。

从中医角度来讲，小孩子不吃饭、厌食的原因很多，比如饮食不节、先天不足、多病久病、暑湿熏蒸等等。但是，最主要的原因还是饮食不节，也就是说，孩子吃得太多了，吃得太好了。食多则饱，饱伤胃；食少则饥，饥伤脾。

小儿饮食不知节制，加上家长唯恐孩子饥饿，故进食过多。病后脾胃之气受损，不能消磨腐熟食物，也可致见食不思，纳谷不香。说得通俗一点，孩子脾胃这台"机器"受损了，不能正常工作了，孩子当然进食少了，就这么简单。

孩子不吃饭、厌食的危害可不小

宝妈们千万要注意，孩子不吃饭、厌食的危害非常大。它会引起食欲不振、拒食、便秘、间断性腹痛、盗汗、消瘦、反复感冒等。还会导致腹泻、消化功能紊乱。孩子不爱吃饭，身体的防御功能差，孩子就会经常发生细菌、病毒感染或肠道内菌群失调。孩子患呼吸系统疾病如上呼吸道感染、肺炎等同样是少不了的。再者，厌食若长期发展，可导致孩子营养不良，以及各种维生素与微量元素缺乏，机体免疫力低下，严重影响小儿生长发育和智力发育。

食疗、药膳给孩子帮大忙

中药治疗小儿厌食效果非常好，因为有很多健脾、养胃、行气、补虚、化湿类的中药，比如炒麦芽、山楂、白术、鸡内金、茯苓、陈皮、神曲、山药、砂仁、党参等。

如果宝妈感觉孩子厌食不太严重的话，可采用药食同补的方法来治疗。

如出现厌食，食不知味，常伴嗳气泛恶、胸闷脘痞、大便不畅，或偶然多食则脘腹胀满时，可选用：①炒白术 10 克，薏苡仁 20 克，粳米 50 克，将炒白术洗净切片，与薏苡仁一同入锅，加水适量煎煮半小时，去渣后加入淘洗干净的粳米一同煮粥，调味服食；②焦山楂 10 克，炒苍术 10 克，粳米 50 克，将山楂、苍术洗净入锅，加水适量煎煮半小时，去渣后加入淘洗干净的粳米一同煮粥，粥成服食。上述二方均有健脾助运之功。

若出现不思饮食，兼见面色少华、精神不振、食少便多、大便入水易散、夹有未消化食物，或易于出汗、易于感冒时，可选用：①大麦芽 20 克，六神

曲 15 克，将上两味洗净一同入锅，加适量清水煮粥，粥成服食；②太子参
10 克，怀山药 20 克，鸡肫 2 只，将太子参、山药洗净切片，太子参用纱布
包好，将鸡肫洗净切片，一并放入砂锅内，加适量姜、葱、料酒、清水，炖
熟后，加少许盐，即可食用。本品具有补脾益气养胃功用。

针刺四缝穴治疗小儿厌食，效果非常好

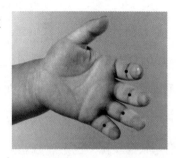

定位：四缝穴位于第二、三、四、五指掌
面，近端指间关节横纹中点。

针法：将三棱针用酒精棉球消毒，点刺
四缝穴，挤出少许黄白色透明黏液。为防止出
血，可让患儿曲指。研究表明，针刺四缝穴对
消化系统的运动、分泌及消化吸收功能均具有重要的调整作用，能够有效地
改善胃肠运动功能失调，对治疗厌食症有确切疗效。据有关报道显示，针刺
四缝穴可使血钙、血磷水平上升，碱性磷酸酶下降，钙磷乘积升高，有助于
患儿的骨骼发育与成长。

捏脊疗法也非常棒

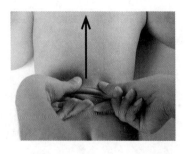

很多宝妈说，针刺四缝穴在家又做不了，
那不妨给孩子捏捏脊！捏脊疗法则通过按摩脊背
腧穴，振奋阳气助脾运，从而调气血、和脏腑、
通经络、培元气，且安全有效，消除患儿服药的
痛苦，具有简便、实用、不良反应少的特点。

操作如下：调节好室温，患儿脱去或松开上衣，暴露整个背部，取俯卧位或半俯卧位，使背部平坦松弛。捏脊部位为脊背正中线。首先在小儿背部由上而下轻轻按揉，使肌肉放松，而后从骶尾部长强穴开始，双手拇指指腹与示、中指指腹对合，夹持肌肤，示指、中指在前，拇指在后，同时用力提起皮肤，示、中指向后捻动，拇指向前推行，由下而上，连续夹提肌肤，一直捏到项枕部，如此反复6次，完成后穿上衣服即可。

预防小儿厌食极其重要

预防儿童厌食首先要膳食合理。食品营养搭配科学、多元化。尽量做到色香味俱佳，饭前控制零食，饮食有节制。其次要引导孩子的进食兴趣。当孩子不愿吃某种食物时，大人应当有意识、有步骤地去引导他们品尝这种食物，既不无原则迁就，也不过分勉强。创造好的吃饭气氛，要使孩子在愉快的心情下摄食。第三，对于长期厌食、食欲不佳、微量元素缺乏者可酌情补充锌、钙、铁制剂。

孩子晚上睡觉说"肚子不舒服"，妈妈怎么办

孩子晚上睡觉时，会不自觉地说："妈妈，我肚子不舒服。"想必这种情况很多宝妈都遇到过。其实，这多是吃多了肚子胀等原因造成的。这时候如果用下面的方法给孩子揉上五六分钟，孩子肚子不难受了，你的形象在孩子的心中立马高大起来！

◎ 分推腹阴阳

用您的两个大拇指顺着中脘穴向两肋推，就是分推腹阴阳了。中脘穴很

好找，胸骨正中那个点与肚脐连线的中点就是。
分推腹阴阳有健脾和胃、理气消积的作用。孩子
肚子胀、肚子疼都可以用这种手法，150 ～ 300
次即可。

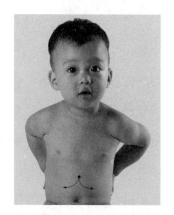

◎ 顺时针摩腹

很多宝妈不理解啥时候顺时针摩腹，啥时候
逆时针摩腹，其实很简单：我们的肠道，右面是
升结肠，上面是横结肠，左侧是降结肠，所以顺时针摩腹可以帮助肠道消化
食物。反过来，如果孩子大便稀，这时候就应当逆时针摩腹了。300 次即可。

经过这样的推拿，孩子胃里的食物就会顺着肠道往下走了，而不是积在
某处，肚子不舒服的症状自然就缓解了。当然，如果孩子肚子不舒服，宝妈
把手往上一放，宝宝就感觉疼得厉害，那最好赶紧上医院去看看。

孩子肚子胀不舒服，妈妈巧手消消乐

咱们家长们带孩子去医院找儿科大夫看病的时候，大夫大多会撩起孩子
的衣服，敲敲孩子的肚子，大多会听到"咚咚"的响声。大夫会说，孩子肚
子胀啦！这是为什么呢？因为孩子的肠胃内集聚了过多的气体，就像吹气球
一样，孩子的肚子被"吹"大了，从中医来讲这属于气滞。

胃肠属腑，以通降为宜，气滞则通降障碍，发生胀、痛等症状。

那肚子里的气体从何而来呢？主要有三个方面：

第一是食物本身含气，比如可乐、雪碧等碳酸饮料。有的孩子喜欢喝碳
酸饮料，一下子喝得太多，释放出的二氧化碳很容易引起腹胀，影响食欲，
甚至造成肠胃功能紊乱。

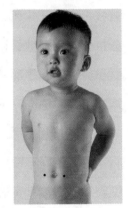

第二是进食的食物产气，比如洋葱、豆类、韭菜、生葱、生蒜、芹菜等，这些食物经肠道细菌充分发酵后，会产生多量的硫化氢、氨气。这些发酵后产生的气体蓄积在肠道中，便会引起胃肠胀气。特别是现在的小孩子喜欢吃洋快餐，左手炸薯条，右手可乐，让它们在肠胃里来个大碰头，从而产生化学反应，更容易引起肚胀。

第三则是孩子本身有食积或者脾胃不好，食物积滞、腐化，不消化，进而产气出现肚胀。

很多家长也问过我，孩子肚胀怎么办？简单！在我们的肚子上有个专门治疗肚胀的穴位，叫天枢穴。

天枢穴属于足阳明胃经，是手阳明大肠经募穴，位于脐旁两寸，犹如天地交合之际，是脾胃升降清浊的枢纽。

如果把我们的腹部比作交通繁忙的十字路口，那天枢穴就是红绿灯，起着疏通交通、引导通行的作用。所以，天枢穴对人体的主要作用就是疏调肠腑、理气行滞。大量实验和临床经验验证，针刺或艾灸天枢穴对于改善肠腑功能，消除或减轻肠道功能失常而导致的各种证候都具有显著的功效。

家长给孩子按天枢穴的时候，可以让孩子平躺在床上，家长手掌放在孩子腹部，用中间三个手指下压、按摩此处约2分钟，能快速疏通积滞在肠胃的气体，缓解腹胀。

同时，为了增强疗效，如果患儿下腹胀得厉害，可以兼顾按揉气海穴；如果上腹胀得厉害，可以兼顾按揉上脘穴。

人体气海穴位于下腹部，前正中线上，当脐中下1.5寸处。气海，顾名思义就是气的汇聚之处，如同大海。刺激此穴也可以理气消滞，缓解肚胀。上脘穴在上腹部，前正中线上，当脐中上5寸，能和胃健脾、降逆利水。

大家按揉天枢穴的时候可以配合这两个穴位，效果会提升一大截。

第三章

小儿肠道疾病的
推 拿 疗 法

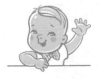
龟尾穴又叫"拉屎穴"，小儿便秘就找它

龟尾穴位于人体臀部的尾椎骨处，中医认为揉龟尾穴能通调督脉之经气，可以调理大肠，对通便有一定效果。揉龟尾时家长用大拇指指腹轻按于龟尾穴上，然后做轻柔缓和的回旋转动，以 300 次左右为宜。

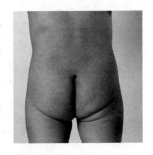

◎ 足三里，孩子肚子不舒服就找它

足三里是足阳明胃经的合穴，对消化系统有双向良性调节的作用，比如腹泻了按摩它可以止泻，便秘了按摩它可以通便。我们中医理论里有句话叫"肚腹三里留"，大致意思就是胃肠消化方面的问题，用足三里穴就能治好。脾胃是孩子最容易出问题的地方，多揉足三里，妈妈好幸福!

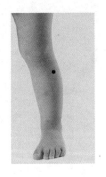

孩子嗓子疼、便秘、消化不良，记住它

孩子嗓子疼，会哭闹、不吃饭，去医院开药，也得几天才好，有没有什么好办法? 当然有! 赶快去掐他的合谷穴，左右手各 300 下试试，会有立竿见影的效果。

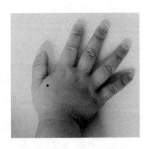

这是为啥？因为合谷穴是有名的止痛穴，有句话叫"面口合谷收"，意思是头面部、口腔部的疼痛，合谷能管住。

说起合谷穴，它是大肠经的原穴，对调节便秘、提高免疫力、治疗消化不良、治疗扁桃体发炎等都有较好的辅助效果。所以，如果你家孩子有相似的症状，可以经常给他按按这个穴位。

有一次一个妈妈带孩子外出旅游，孩子扁桃体发炎肿大，在脖子外面都能摸到肿大的淋巴结了，山里买不到药，妈妈懂些医学知识，想到合谷穴，就试着两侧各按了 300 下，又清天河水 300 次，当时孩子就感觉嗓子轻松很多，第二天睡醒，不适感大减轻，第三天就完全好了。

这样推几天，孩子就不便秘了

小孩子便秘很常见，有些家长不在意。其实，小儿便秘的危害非常大，粪便久积于肠道，会诱发口臭、腹胀、头痛、烦躁、贪睡、过敏，甚至会影响到大脑和智力发育。还有很多孩子经常发烧，也与便秘有很大关系，因为从中医上讲"肺与大肠相表里"，大肠经有热会传导到肺经引起发烧。

河南中医药大学第一附属医院从事小儿推拿的高山副主任医师说，推拿在治疗小儿便秘方面效果非常好，而且操作简单，家长不妨一试。治疗小孩子便秘有四个基础穴，分别是揉天枢 300 次，揉龟尾 300 次，下推七节骨 100 次，清大肠 300 次。常见三种证型，再加上相应的穴位即可。

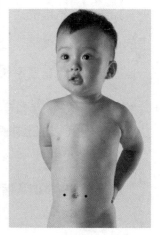

◎ 揉天枢

天枢穴很好找，肚脐旁开 3 横指就是。研究表

明，揉这个穴位可以促进肠道的良性蠕动。将食指
按在天枢穴上揉就可以了，每个穴位 300 次。

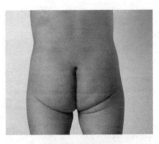

◎ 揉龟尾

龟尾穴就在我们的尾椎骨处，揉这个穴位可
以调理大肠的功能。300 次即可。

◎ 下推七节骨

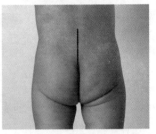

七节骨穴也非常好找，从第 4 腰椎到尾椎骨
那条直线就是。家长们要牢记，从上往下推是下推
七节骨，是泻，可以通便；从下往上推是补，有收
敛的作用，可以治疗腹泻。便秘的时候要下推七节
骨，100 次即可。

◎ 清大肠

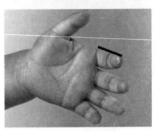

我们食指靠近大拇指一侧就是大肠经穴了，
从指根往指尖推为清大肠，300 次即可。

证型一：气虚秘

如果孩子气虚的话，无力推动糟粕下行，孩子当然会出现排便困难，气
虚的孩子大多身体弱、经常生病，不活泼，不爱吃饭，大便干结。需要提醒
一些家长的是，有些家长发现，孩子的大便刚开始很干，后来是稀的或者正
常的，这也是气虚秘。因为中医讲"头干里稀为虚
也"。这时候可以加上补脾经、推上三关。

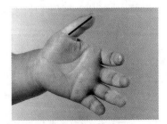

◎ 补脾经

顺着大拇指桡侧从指尖往指根推即可，300 次。

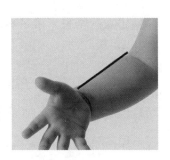

◎ 推三关

顺着前臂桡侧，从手腕横纹推到肘横纹，就是推三关，有补气活血的作用。

证型二：实秘

很多孩子胃口特别好，吃得特别多，这时候容易出现实秘，这类孩子大多伴有食积、消化不良、口臭、大便酸臭等。这时候加上清胃经 300 次就可以了。

证型三：热秘

有些孩子胃肠积热，耗伤津液，大便传导失润，出现便秘。这类孩子多伴有口干喜欢喝水，身热，小便赤短，舌质红，舌苔黄厚等。这时候加上退六腑 100 次即可。

今天教大家两个治大便干、便秘的"拉屎穴"

中医说，肺与大肠相表里，如果肺经有热的话，就会传导到大肠经。反过来，如果经常便秘，大肠经不通的话，就容易导致肺经有热。这都是相辅相成的。所以，有经验的家长们一看到孩子便秘，就会比较着急。因为啥呢，这是孩子生病的前兆。

儿童便秘主要有两大类，一种属于功能性便秘，另一种属于先天性肠道畸形，比如巨结肠症。先天的咱们解决不了，但是对于功能性便秘，那可是

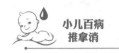
中医推拿的特长，孩子不吃药、不受罪，舒舒服服地被按几下，大便就可以通畅了。

有两个可以让孩子排便通畅的穴位，分别是"龟尾"和"七节骨"，这两个穴位常被小儿推拿师称作"拉屎穴"。

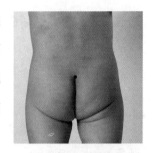

龟尾穴位于人体臀部的尾椎骨处，中医认为揉龟尾穴能通调督脉之经气，可以调理大肠，对通便有一定效果。揉龟尾时家长用大拇指指腹轻按于龟尾穴上，然后做轻柔缓和的回旋转动，以 300 次左右为宜。

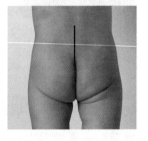

而龟尾向上约 4 寸的地方便是人体的七节骨。注意，七节骨穴不是一个点，而是一条线。此穴对调理二便也有非常好的功效，向上推温阳止泻，向下推治便秘等症。下推七节骨时，让患儿俯卧，家长用拇指桡侧或食指、中指两指螺纹面，自第 4 腰椎向尾骨端直推，少的话推 60 次，多的话就推 100 次，一般擦至皮肤发红为度，能泻热通便。另外，宝宝的皮肤还很娇嫩，为了防止摩擦力度大，家长在推拿之前最好在手上打一点爽身粉或者植物油，这样孩子会更舒服一点。

最后需要提醒的是，现在孩子便秘主要跟吃的食物有关，如今孩子生活条件好了，家长们都让孩子吃高蛋白食物，比如牛奶、鸡蛋、各种肉制品。高蛋白食物固然对孩子生长发育好，但过犹不及，高蛋白食物不容易消化，加上孩子天生脾胃娇嫩，吃多了容易积滞便秘。预防便秘，改善饮食是关键，今后爸爸妈妈们要争取把胡萝卜、青菜、竹笋、薯类、玉米等纤维食物变成餐桌上的主角，鸡蛋、肉、牛奶这些高蛋白食物适量锦上添花就可以了。

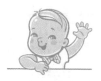 **孩子吃多了为什么会拉肚子？怎么办**

孩子吃多了会食积，食积以后会引起很多问题，比如便秘、口臭、腹胀、不爱吃饭，感冒、发烧、支气管炎、肺炎等。当然，还有一些孩子拉肚子，也跟食积有关，宝爸宝妈们，你们知道吗？

因为积食导致的腹泻，就是伤食泻

伤食泻，就是吃多了，吃伤了，伤到胃肠了。家长给宝宝吃得太多，肠胃胀满。但是胃向下运化食物的功能还在继续，大便就一点点排出体外。有的家长说，我给孩子吃得不多啊，这是家长认为的"不多"，而不是宝宝的脾胃觉得不多。

轻度的伤食泻仅仅表现为大便次数增加。这时候，家长只要让孩子少吃点，腹泻就会改善。还有一些孩子症状重、时间久，大便中就会有蛋花状奶瓣，或有不消化食物残渣，脱水，转为脾虚泻，或者上吐下泻，甚至疳症。

看看下面这些五花八门的表现，病根儿在哪儿？

伤食泻的宝宝在腹泻的同时往往会出现积食的症状，这是肯定的，比如：食欲不振、厌食、口臭、肚子胀、胃部不舒服、睡眠不安和手脚心发热等。

宝宝在睡眠中身子不停翻动，或者撅着小屁股趴着睡才能安生下来，有时还会咬咬牙。这就是所谓"胃不和，卧不安"。大部分宝宝的胃口明显缩小了，食欲明显不振。也有少数宝宝没有食量，只要给就吃，这属于善食易积、暴食暴饮的范畴。有的宝宝有不明原因的哭闹，会表达的宝宝还会常说自己肚子胀、肚子疼。

有的家长还可以发现宝宝鼻梁两侧发青，舌苔白且厚。有的还能闻到呼出的口气中有酸腐味。

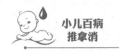

如果你的宝宝腹泻的同时又有上述多种症状，那就是伤食泻的表现了。

这样的腹泻，西医大夫有时不加诊断，只要腹泻一律给用涩肠止泻的药物。刚开始的时候孩子好像好转了，过一两天，反而腹泻更厉害了。

伤食泻，就选清板门、清胃经、清补大肠推拿法

小儿推拿治疗这样的腹泻效果很好。可以选择清板门、清胃经（清热凉血，消食化积）、清补大肠（导积滞，又可以避免推拿方向带来的偏性），逆运内八卦、清四横纹（和中健胃消食积）、清天河水（清热除烦），大便夹有不消化物的加运土入水（清脾胃湿热，这个穴位如雨后灿烂阳光，可以让地面快速散去潮湿）。

一般一次见效，快的两三次就好了。

小儿推拿穴位一般只在左手操作即可，力度适中。可以用家中宝宝常用的爽身粉做推拿介质，减少擦伤。若推拿效果不好，或有其他情况，家长请咨询专业小儿推拿师，根据宝宝情况酌情加减穴位。

具体怎么推？

◎ 清板门

在拇指下，手掌大鱼际处，从手腕到拇指根方向推 200 次。

◎ 清胃经

大鱼际桡侧，由大拇指指根到腕横纹桡侧呈一直线。从手腕向拇指根方向推 300 次。

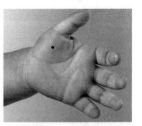

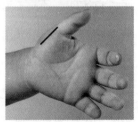

◎ 清补大肠

在食指桡侧缘，取指根到食指尖来回推，一来回计为一次，约 300 次。

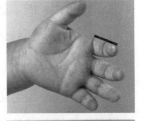

◎ 逆运内八卦

以内劳宫穴为圆心，以内劳宫穴至中指指根的 2/3 为半径作圆，即内八卦。逆时针方向推 200 次。

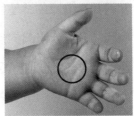

◎ 推四横纹

四横纹即手掌面食指至小指近端指间关节横纹。四横纹没有方向，故操作上一般来回推。可以先掐后推，四个指根轻掐七下，也是一来回计为一次，200 次。

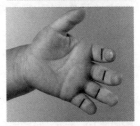

◎ 清天河水

在前臂内侧正中，从腕横纹中点推至肘横纹中点，清 300 次。

◎ 运土入水

从大拇指桡侧缘指尖起，沿手掌的掌根和尺侧部，推向小指尺侧指尖，沿手掌轮廓边缘呈一条弧线，200 次。

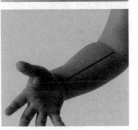

另外特别要交代家长的是，孩子生病期间尽量饿饿，少吃。即使吃也应注意饮食清淡。三分治七分养，可见平时的喂养多重要了。

若要小儿安，三分饥与寒。自古至今，育儿至理名言。

这种推拿治疗小儿伤食泻，效果极好

最近，跟大学的一个同学一块儿吃饭，我们都当爹了，因此话题自然落到了孩子身上。同学的孩子比我家孩子大一岁多。他说，自己的女儿食欲特别好，一顿饭光鸡翅都能吃好几个，但是吃完就拉肚子，最近一年来总是这样。我当时答应他找个专家先帮他打听一下。

后来，我来到全国知名老中医、河南中医药大学第一附属医院推拿科主任医师高清顺的诊室里。高清顺老师说，这是伤食泻。小儿伤食泻是一种多病因、多因素引起的疾病，是造成小儿营养不良、生长发育障碍甚至死亡的原因之一，所以世界卫生组织把腹泻病的防治列为全球性战略之一。

高清顺老师曾经总结出了一套治疗小儿伤食泻的非常好的方法，由于这套方法具有取穴精、操作简便的特色，疗效明显优于传统疗法。因此这种疗法已经作为一项课题，并在国家中医药管理局立了项。

高清顺说，小儿由于脏腑娇嫩，"脾常不足"，乳食不节，易伤及脾胃。脾胃受伤，不能熟腐水谷，则水反为湿，谷反为滞，水谷不分，并走大肠，终成积食泄泻。此时治法应为健脾和胃，消积导滞。

◎ 揉腹

患儿仰卧，医者中指放于患儿神阙、天枢穴，食指放于中脘穴，力度以使皮肤凹陷3～4毫米为宜，顺时针方向揉腹5～6分钟。

◎ 揉足三里

患儿仰卧，双下肢微屈。医者以两拇指指腹放于患儿两侧足三里穴，力度以使皮肤凹陷2～3毫米为宜。左手逆时针、右手顺时针方向旋揉2～3分钟，频度为每分钟80～100次。

◎ 揉背俞穴

患儿俯卧，医者食指、中指、无名指并拢分别放于脾俞、胃俞、三焦俞，力度以使皮肤凹陷1～2毫米为宜。点揉2～3分钟，先左侧，后右侧。

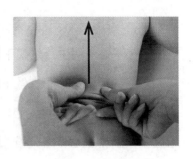

◎ 捏脊

患儿俯卧，医者两拇指桡侧缘顶住患儿背部皮肤，余四指放于拇指前方，十指同时用力提拿皮肤。沿两侧膀胱经，先从大杼穴向下，至下髎穴重复提捏 6 ～ 9 遍。再从下髎穴向上至大杼穴处重复提捏 3 ～ 6 遍。

推拿治疗小儿腹泻收效快，经济简便，可使自己的孩子免受针药痛苦，易于配合。而且，这种方法克服了传统推拿手法的繁琐，取穴精，操作简便，对于 3 个月至 7 岁伤食型腹泻患儿的疗效明显优于传统手法。该手法通过揉腹、揉足三里、揉背俞穴使消化器官的兴奋性提高，通过捏脊改善大脑皮层自主神经功能，从而增强胃肠消化吸收功能。

现代医学研究证明，脾俞、胃俞穴相对应的皮下节段性神经分布属 8 ～ 12 胸髓，与胃的支配神经节段相重叠。因此，揉此二穴可以通过自主神经的交感、副交感神经调节胃肠功能活动，从而起到治疗作用。

在饮食上，很多家长看到孩子拉肚子，非常心疼，赶紧做大鱼大肉给孩子吃。其实，孩子腹泻的时候，胃肠道功能较差，大鱼大肉反而会造成病情反复加重。现在的小儿腹泻高发，从中医角度分析与湿邪过盛有关，湿邪泛滥易造成脾胃功能运化失常引起腹泻。

大便通，病不生！
请家长牢记小儿通便四大穴

肺与大肠相表里，如果孩子经常便秘、大便干，人肠经的热毒就会传导到肺经上，这时候就会为孩子患发烧、咳嗽、肺炎、支气管炎等呼吸系统疾

病埋下伏笔。所以，有些家长说到孩子有便秘问题的时候，我都建议家长们尽快带孩子去看医生，防病于未然嘛。

咱们的宝妈带孩子去做小儿推拿的时候，看着小儿推拿师手法花样翻飞，又是手又是肚子又是背，心里会说："哇，好神奇哟！"其实没有啥神奇的，给大家透露个秘密，小儿推拿师遇到孩子便秘的时候，一般会选择"通便四大穴"！

◎ 点按天枢

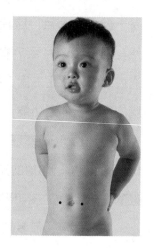

天枢穴，家长们要记住，它很好找，肚脐旁开三横指就是了，左右两边各一个。天枢穴是大肠经的募穴，它的主要作用是调理肠腑，理气行滞，消食，孩子便秘、腹胀、恶心、呕吐、消化不良，揉它非常好。

揉的方法非常简单，让孩子平躺在床上，然后把您的食指、中指点在天枢穴上，点按 150 ～ 300 次就可以了。这个穴位是有双向调节作用的，如果孩子有腹泻，它还有止泻的作用。

◎ 摩腹

又说到摩腹了，摩腹真是个好办法。腹部是许多脏腑的家，肝、脾、胃、胆、肾、膀胱、大肠、小肠等脏器都住在这里，腹被喻为"五脏六腑之宫城，阴阳气血之发源"。药王孙思邈在《千金要方》中说："摩腹数百遍，则食易消，大益人，令人能饮食，无百病。"

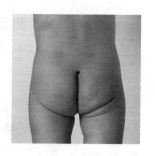

每天给孩子摩腹 150 ～ 300 次，让孩子胃肠通畅、气血顺畅。方法很简单，把您的除大拇指以外的四个手指并拢，用指腹顺时针揉就可以了。

◎ 揉龟尾

龟尾穴最好找了，就在尾椎上，这个穴位可以通调督脉之气，还可以调节大肠功能，也是双向调节。揉龟尾的手法非常简单，把您大拇指的指肚放在龟尾穴上，轻轻揉 300 次就可以了。

◎ 下推七节骨

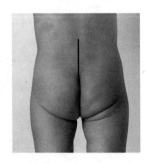

七节骨穴是小儿推拿师和孩子都非常喜欢的一个穴位，对于小儿推拿师来讲，它见效好，对于孩子来讲，推起来非常舒服。七节骨穴也很好找，从龟尾穴那个点开始，把您的除大拇指以外的四指并拢，从龟尾穴往上量约四指那条线就是了。

家长注意，向上推是补，向下推是泻。所以当孩子腹泻的时候就向上推，当孩子便秘的时候就向下推，150 ～ 300 次即可。

很多家长会说，小儿便秘不是还分什么虚秘、寒秘、热秘的吗？家长们都看到了，上面这通便四大法的取穴都是具有双向调节功能的，一般都适用，因此被小儿推拿师统称"通便四大穴"。

脾胃虚、大便稀、个子小、常生病的孩子怎么办

很多家长反映，自己的孩子脾胃虚弱，平时大便不成形，有时候大便特别稀，里面夹杂着暗黄色的奶瓣，或者没有消化的食物。孩子的大便还特别臭，多远都能闻到刺鼻的味道。

另外，孩子身体瘦，个子小，还经常生病，尤其是天气一变化就生病，特别烦人。有一次何老师跟一个生长发育领域的儿科专家聊天，问她这种情况对孩子将来有什么影响。专家说，最明显的就是身高的影响。

孩子瘦，个子小，他现在就在同龄人身高的中层或者下层，将来能长

到上层吗？当然，没有绝对，但是成功的概率太小了。所以，孩子现在脾胃虚、大便稀、身体瘦、个子小，一定要早点调理。下面是一套对应的小儿推拿疗法，家长们可以每天给孩子进行推拿。

◎ 补脾经

脾经穴在孩子的大拇指桡侧，沿着大拇指从指尖向指根推，300 次。

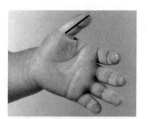

◎ 揉板门

板门穴在孩子的大鱼际平面的中点上，这个穴位能健脾和胃、消食化滞、运达上下之气。用你的大拇指指肚在孩子的板门穴上揉 200 次。家长们要记住，补脾经常和揉板门配合使用，一个补脾，一个和胃行气，对调理孩子的脾胃特别好。

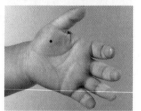

◎ 清补大肠

大肠经穴在食指桡侧缘，取指根到食指尖来回推，一来回计为一次，推 300 次。有清有补，刺激大肠经，就好像让大肠进行了锻炼一样，对调节大肠功能特别好。

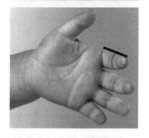

◎ 逆运内八卦

内八卦穴不仅能化痰消食，还能调和五脏，可以说是一个增强五脏功能的强壮穴。在手掌内，以劳宫穴为圆心，以圆心至中指根横纹内 2/3 和外 1/3 交界点为半径，逆时针方向画圆 200 次。

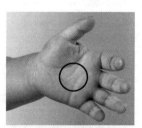

◎ 运土入水

俗话说久病及肾，所以加上运土入水效果就更好了。从大拇指桡侧缘指尖起，沿手掌、掌根和尺侧

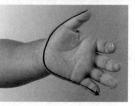

部，推向小指尺侧指尖，沿手掌轮廓边缘呈一条弧线。推200次。

上面这五步，每天推一遍就可以了。如果孩子配合的话，估计也就几分钟的时间。如果快的话，您会发现孩子的大便很快就恢复正常了。大便不稀了，不拉奶瓣或者没有未消化的食物了，说明吃进肚子里的营养被吸收了，孩子慢慢地生病就少了，体重就增加了，个子就长起来啦！

宝宝内热大、小便黄、大便干，怎么办

不少妈妈反映，宝宝喝水挺多的，但怎么还是小便黄、味道重，大便颜色深、便秘？其实这都是大肠积热惹的祸。这和很多宝宝的饮食习惯不好有关，与吃得过饱、以肉食为主、吃零食过多、吃油炸膨化食品过多、吃水果蔬菜过少、米面过于精细等等，有很大关系。吃得太好了，大肠负担过重，时间长了就会造成大肠积热。

这时候妈妈可以给孩子做做推拿，清清大肠热：

◎ 清胃经

上面说了，小便黄、大便干的孩子，大多吃得太好了，所以胃里同样有热，这时候还要帮助清清胃经，使胃气下行，胃气往下走，到小肠、大肠，肠道通，病不生！胃经在孩子大鱼际桡侧，由大拇指指根到腕横纹桡侧呈一条直线，从手腕方向直推至指根，推300次。

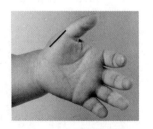

◎ 清大肠

大肠经穴很好找，孩子食指靠近大拇指一侧那条线就是啦，按摩这个穴位，可以促进大肠蠕动，从而

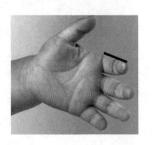

起到帮助排便的作用。从指根往指端推，就是清大肠，可以清大肠经热。推300次。

◎ 下推七节骨

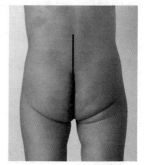

七节骨穴也很好找，在小孩子的屁股上，从命门到尾椎骨端的那条直线就是。大家要记住，从上往下推是下推七节骨，是清，有消除便秘的作用；从下往上推是上推七节骨，是补，有止泻的作用。

大肠积热的宝宝，不要吃太饱，让孩子空空胃，喝点小米粥、百合粥、萝卜梨水等等。在这里给大家强烈推荐一个很管用的小食疗方——荸荠煮水。

荸荠这种水果，有几大作用：一是利尿通便，治疗小便黄、大便干的问题正好对症；二是消食除胀，所以还可以清清胃里的热，帮助消消食积；三是去湿化痰，要是感觉孩子有湿有痰了也可以熬这个水喝。

到市场上挑几个荸荠洗干净，去皮切成小块儿，清水烧开后把荸荠放进去，大火煮上三四分钟，换成小火再煮15分钟。稍加点冰糖，就可以给孩子喝啦，注意不要太甜。

 小儿推拿15分钟，孩子的眼睛不红了，没眼屎了

前阵子门诊上来了一个小男孩儿，妈妈说孩子眼睛红，眼屎多，尤其是早晨起来，都快把眼睛给糊住了。经过15分钟的小儿推拿，孩子的眼睛一点也不红了。

咱们来看看这次小儿推拿的取穴。

◎ 揉小天心

小天心穴在孩子的手掌根大鱼际和小鱼际交界
的凹陷处。这个穴位有清热、明目、利尿、镇惊的
作用。用您的中指揉 300 次即可。注意，小天心
还有清热镇惊的作用，所以如果您的孩子晚上睡
觉时烦躁不安、翻来覆去睡不着，可以揉揉这个
穴位。

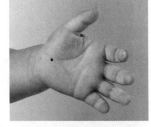

◎ 补肾经

心属火，肾属水，配上补肾经可以引热外达。
肾经在孩子小指的螺纹面，由指根向指尖处呈一
直线，从指根向指尖推即是补肾经，150 次左右
即可。

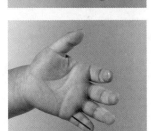

◎ 清天河水

天河水穴是一条线，从腕横纹中点到肘横纹的
中点，把您的食指中指并拢，从手腕往手肘方向推
就是清天河水，150 次即可。

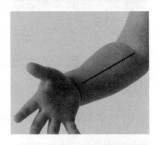

◎ 清肺经

从中医上讲，眼睛的白珠属肺，那眼白发红当
清肺热。肺经穴很好找，在无名指螺纹面上。从指
根向指尖推即可。

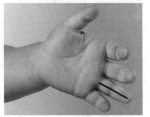

◎ 清胃经

孩子除了眼角发红之外，嘴唇也发红。中医
说，脾胃开窍于唇，所以还要清清胃经。大鱼际桡
侧，从腕横纹向指根推 300 次即可。

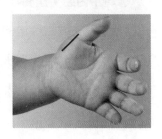

◎ 清大肠

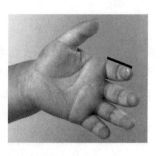

眼睛的内眦属大肠，所以还要加上清大肠。加上清大肠还有一个妙处，那就是给热邪一个出路，增强推拿的效果。食指桡侧缘，由指根向指尖方向推即可。

 # 孩子大便"前干后稀"的原因在这里

有很多宝妈发现，孩子拉"臭臭"的时候刚开始非常干，甚至引起肛裂。但是到了后面大便则比较稀。这种既不像便秘又不像腹泻的情况很让诸多宝妈难解。

其实，孩子的大便头干里稀，跟肠蠕动功能比较差有关。一般情况下，我们吃的食物经过消化、吸收以后，到大肠里的就是水液和糟粕，说得通俗点就是稀稀的粪便了。每次宝宝排完大便以后，新的大便产生。这时候，在接近肛门位置的大便产生的时间相对久一些。而大便在肠道中停留的时间越久，便质越干。

如果孩子的肠道蠕动功能比较差，大便时间不规律，或者两次排便时间隔得比较久，孩子刚拉出来的大便就会头干里稀。

《黄帝内经》里有句话：大肠者，传道之官也，变化出焉。传道之官，意思就是说它主要是传送的作用。变化出焉，意思是吸收水分，排出糟粕。

中医认为，这类孩子的病根儿多在脾气虚。脾气不足，没有力量推动糟粕下行。所以，中医儿科大夫会给开一些健脾理气的中药。还会让家长给孩子多吃一些健脾润肠的食物，比如薏米、粳米、白扁豆、苹果、香蕉等等。

在这里给宝妈们提供一个最简单的、也是非常有效的办法，就是多给孩子顺时针揉揉肚子就可以了。因为这样可以帮助刺激肠道蠕动!

宝宝肠子经常叫，不妨揉揉外劳宫

我国明代的推拿专著《小儿推拿方脉活婴秘旨全书》中有一句话:"外劳宫,在指下,正对掌心是穴。治粪白不变,五谷不消,肚腹泄泻。"

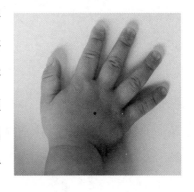

很多家长在陪孩子玩的时候,会听到孩子的肚子咕噜噜乱响,好像胃肠功能不是特别好一样。这其实就是吃到肚子里的食物没有好好消化造成的肠鸣。如果您的孩子经常肠鸣、腹胀、腹泻、风寒感冒,或者隔三岔五就会出现溏水样大便的话,那不妨给孩子揉一揉外劳宫。

外劳宫穴很好找,手掌的掌心正中对应的手背处,就是外劳宫了。每天给孩子揉上 150 次左右即可,可以健脾胃、祛寒邪。揉的时候,用你的左手拉住小儿的手,然后用你的右手拇指或中指的指肚去揉外劳宫穴就可以了。要注意,揉的时候力度不用太大,幅度也不用太大,给孩子的另一只手里放一个他喜欢的玩具,他一边玩,你一边揉,很快就结束了,一点也不会让孩子反感。

小儿呼吸系统疾病的推拿疗法

第四章

记住这 3 个温阳散寒穴，孩子受凉、感冒、拉肚子不用怕

小孩子能吃，一般内热比较大，这时候很容易受寒感冒。如果感觉孩子感冒了，或者流清鼻涕，家长可以给孩子揉揉下面 3 个穴位，它们都有温阳散寒的作用。

◎ 揉外劳宫

家长们要注意，外劳宫被小儿推拿师称为"暖穴"。小儿推拿名家李德修在《小儿推拿秘笈》中说："脏腑风寒冷痛，腹疼属寒，日久不愈，揉不计数，以愈为度。"所以，如果您的孩子受寒了，风寒感冒了，肚子受凉、肚子疼、拉肚子了等，都可以揉外劳宫。

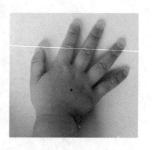

外劳宫穴很好找，手掌心上的那个坑是内劳宫。内劳宫对应的手背处就是外劳宫。用您的左手抓住孩子的左手，右手大拇指放在外劳宫穴上，顺时针揉 150 次即可。

另外，对于咱们家长来讲，如果经常久坐，有颈椎病，或者哪天突发落枕，也可以多揉这个穴位，因为外劳宫治颈椎病和落枕效果也非常好。

◎ 揉一窝风

一窝风穴在手背腕横纹正中凹陷处，这个穴位温中行气、祛风散寒、宣通表里。用您的左手抓住孩子的左手，右手大拇指放在一窝风穴上，顺时针揉 150 次即可。

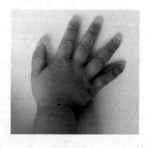

◎ 推三关

三关穴在孩子前臂的桡侧，从手腕往手肘方向推即可，推三关温阳散寒，补气行气，发汗解表。用您的左手抓着孩子的左手，右手的食指中指并拢，从手腕往手肘方向推 150 次即可。

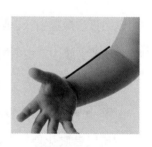

孩子受寒为什么会咳嗽？怎么推拿

新一波冷空气又来了，再次提醒各位宝妈，三月特别容易出现倒春寒，请呵护好咱们的宝宝。孩子受寒，最常见的、最怕见的都是咳嗽。

孩子受凉为啥会咳嗽？

我早晨带儿子出去，老母亲总会说："给孩子护住嘴，别吸着凉气儿了。"别看话很糙，但是理却不糙。

吸着凉气，这就是中医说的"风寒犯肺"，容易导致肺气不能宣畅，这时候孩子就会频繁咳嗽。多说一点，肺主皮毛，风寒外束，腠理闭塞，这时候孩子就会发烧，恶寒，无汗而头痛。肺主声，诸痒皆属于风，风邪内郁于肺，这时候孩子就会喉中重浊咽痒。风寒闭肺，水液输化无路，滞留经络就会凝而为痰。

看完受凉会引起孩子的这一系列问题，是不是惊得宝妈们一身冷汗？所以，防寒保暖对于孩子来讲极其重要。

这套推拿手法散寒止咳！

◎ 揉膻中

宝妈们记住，如果孩子咳嗽、感觉上不来气儿，都

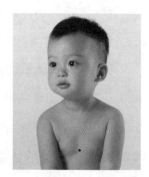

可以给孩子揉膻中穴，因为这个穴位有宽胸理气、活血通络、清肺止咳、舒畅心胸等功能。膻中穴也很好找，孩子两个乳头连线的中点就是，揉 50 次即可。

◎ 揉掌小横纹

掌小横纹也是小儿推拿师常用的一个穴位，它不仅可以宣肺化痰，还有镇静安神的作用，孩子生病了，会感觉不舒服，揉揉这个穴位可以让孩子舒服很多。掌小横纹很好找，小指指根下有个手纹纹头就是，揉 100 次。

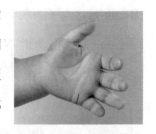

◎ 推三关

三关穴是个温阳穴，宝妈们要牢记。三关穴很好找，顺着前臂桡侧从手腕到手肘推就是推三关了，100 次即可。

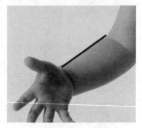

◎ 揉外劳宫

外劳宫穴在手背侧，当第 2、3 掌骨之间，指掌关节后 0.5 寸凹陷中。主治五谷不消。脾生气，肺司气，风寒咳嗽，还要调理一下孩子的脾胃，揉外劳宫 50 次即可。

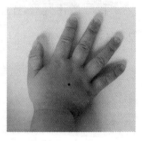

孩子老是咳嗽别郁闷，这样推推就好了

在宝妈们每天的留言当中，咳嗽是问得最多的一个问题。很多孩子感冒、肺炎、支气管炎等病好了以后，会留个"小尾巴"，那就是动不动就咳两声。如果你还被这个问题困扰，就给孩子做做小儿推拿吧！

咳嗽是小儿常见病症。小儿形气未充，脏腑娇嫩，卫外不固，免疫力低，所以特别容易咳嗽、有痰，而且持续很长时间不好。

因咳日久，耗伤肺阴，痰湿由脾胃滋生，上渍于肺，痰阻肺络，壅塞气道，不得宣通，因而上逆而咳。在取穴时以健脾、补肺、理气为治法，就会取得较好的效果。

◎ 补脾经

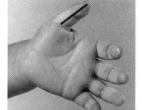

顺着大拇指桡侧由指尖向指根方向推就是补脾经了，有健脾益气的作用，100 次即可。

◎ 补肺经

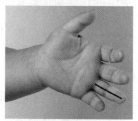

久咳伤肺，所以要补肺经。在无名指螺纹面，顺着指尖向指根推就是补肺经，100 次即可。

◎ 揉膻中

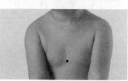

孩子两乳头连线的中点就是膻中穴了。膻中穴对肺气虚效果非常好，揉 50 次即可。

◎ 顺运内八卦

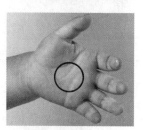

顺运内八卦能宽胸理气，止咳化痰，行滞消食，还有止泻的作用。宝妈牢记，顺运内八卦时，气是上升的，偏温性，侧重于宽胸理气、行滞消食、化痰止咳，100 次即可。

◎ 揉中脘

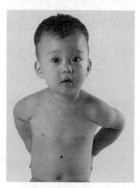

在胸骨下端与肚脐连线的中点，就是中脘穴了，揉中脘穴有治疗小儿腹胀、腹泻、便秘等作用。中脘穴也叫胃脘穴，揉这个穴位可以直接作用于胃腑，宝妈们要记住，50 次即可。

◎ 揉丰隆

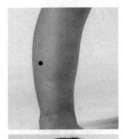

再次跟宝妈们强调一下，丰隆穴是化痰奇穴。丰隆穴可以健脾化痰，调和脾胃，沟通上下、表里，化痰效果非常好。丰隆穴的位置也很好找，看图就可以找到啦。左右各揉 150 次。

◎ 揉肺俞

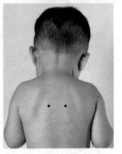

肺俞穴很好找，看右边的图就找到了，揉这个穴位可以调补肺气，补虚清热，50 次即可。

 # 孩子受凉、感冒、头疼，牢记"外感四大穴"

当空调、冰箱不像现在这样普及的时候，孩子们夏天得热症的多一些。但是，自从现在空调、冰箱进入寻常百姓家以后，夏天孩子受凉的反而多了起来。

有些孩子晚上睡觉被空调一吹，受凉了；还有些孩子在外面玩得满头大汗，一进空调屋，受凉了。孩子如果受凉了，会流清鼻涕、头痛、没精神，怎么办呢？这时候可以试试"外感四大穴"，家长可以记住这句顺口溜：开天门、推坎宫、运太阳、揉耳后高骨！小儿推拿师在给孩子治疗风寒感冒的时候经常会用到。

◎ 开天门

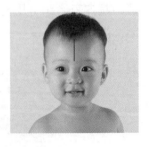

开天门是一种小儿推拿的手法，如果孩子受寒、感冒了，头痛，难受，没精神，您可以给孩子开开天门。

天门穴不是一个点，是一条线，由小儿两眉心向上直推至额上前发际处。《保赤推拿法》中说："先从眉心向额上，推二十四数，谓之开天门。"开天门有发汗解表、开窍醒神等作用。先贤说得很清楚啦，用您的大拇指推 24 下即可。

◎ 推坎宫

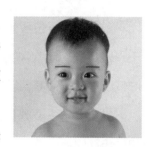

双手四指扶着孩子的太阳穴，把大拇指放在眉心上，从眉心向眉梢分推，就是分推坎宫。30 ～ 50 次即可。

推坎宫这个手法非常好，它可以疏风解表，止头痛，醒脑明目。所以，如果孩子得了风寒感冒，有头痛、发热等都可以分推坎宫。如果您工作累了，感觉头脑昏沉，也可以用这个方法，很快就精神了。

◎ 运太阳

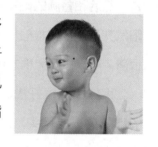

太阳穴很好找，眉梢向外那个凹陷就是了。很多孩子发烧的时候，头痛得厉害，此时家长可以给孩子按这个穴位，头痛很快就减轻了，因为太阳穴有疏风解表、清热明目、止头痛的效果。用大拇指或中指指尖揉就可以了。

◎ 揉耳后高骨

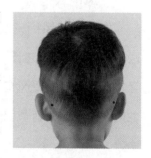

耳后高骨这个穴位可以疏风解表，镇惊除烦，孩子感冒、头痛都可以揉这个穴位。耳后高骨很好找，耳朵后面那个隆起的高骨穴再往下一点的凹陷处就是了。揉 30 ～ 50 次即可。

这套手法，小儿推拿师记起来非常顺溜。一般情况下，按完这 4 大穴，孩子会出汗，这说明寒邪正在向体外疏散。有的孩子如果头痛的话，也会减轻很多。

孩子经常感冒、咳嗽、肺气虚，要多热敷这三个穴位

前几天，一位宝妈分享了她的经验，她的孩子经常感冒、咳嗽、肺气虚，于是她每天用电吹风为孩子吹后背上脖子下面那块儿肉，半个月后，孩子的肺气明显足了很多，后来也不经常感冒、咳嗽了。

其实，这主要是后脖颈上风门、大椎、肺俞这5个距离非常近的穴位在起作用。

◎ 大椎穴

大椎穴是指手足三阳经的阳热之气汇入这个地方，然后和督脉的阳气一起上行到头颈。所以穴内的阳气充足满盛如椎般坚实，故名大椎。大椎穴内阳气很盛，所以按摩大椎穴可以预防感冒、头痛、咳嗽。

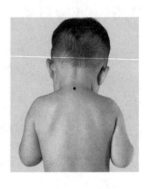

大椎穴也很好找，你低下头就能摸到自己颈后的那块突出的骨头，骨头下面有一个凹陷就是大椎穴了。

◎ 风门穴

为什么叫风门穴呢？它是风所出入的门户。中医说，"风为百病之长"，小孩子感冒、发烧、咳嗽等等，很多病都跟受风有关。常常按风门穴，就能更好地把守门户，具有宣肺解表、疏散风邪、调节气机的功效。

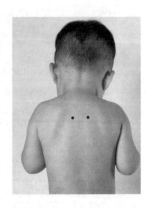

《针灸甲乙经》："风眩头痛，鼻不利，时嚏，清涕自出，风门主之。"所以，孩子感冒、鼻子不透气、

头痛等时候都可以按摩这个穴位。风门穴离大椎穴很近，沿脊柱从大椎往下的第 2 个凹陷处，左右各旁开 2 指就是了。

◎ 肺俞穴

肺俞穴嘛，肺脏的俞穴，所以它有调补肺气、止咳平喘的作用。肺俞穴在大椎穴沿脊柱往下第 3 个凹陷处，左右各旁开 2 指，风门穴的正下方。

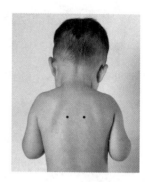

孩子经常感冒、咳嗽、气短、肺气虚，您可以把吹风机的温度调低一些，给孩子吹上 3 分钟。也可以把家里的热水袋加热，用毛巾包好，给孩子敷上 3 ~ 5 分钟。当然，宝妈如果有时间的话，每个穴位揉上 150 次，效果更好、更直接。

最近受凉感冒的孩子特别多，这样推拿好得快

盛夏时节，天气变化多端，这边刚下过雨，那边就升到了三十七八摄氏度。有很多孩子由于家长没照顾好，吹空调、受凉感冒了，孩子发烧、流清鼻涕、咳嗽，让很多家长们痛苦不已。其实，孩子感冒的主要问题在肺，肺失宣发肃降，肺气该降不降所以出现咳嗽；鼻为肺之窍，当肺部有问题时，反映在鼻部就是流清鼻涕。这时候，小儿推拿是再好不过的绿色治疗方法，宝妈们可以给孩子试试。

◎ 平肝经

肝属木，肺属金，本来是金克木，肺金管制住肝火使其不过旺，当肺受到外界侵犯时，金无法管制

木，为预防肝火的胡作非为，所以要平肝，肝经位于小孩的食指掌面，从食指指根向指尖方向直推即为平肝经，500次。

◎ 清肺经

肺经在孩子的无名指掌面，从指根到指尖呈一条直线，从指根推向指尖为清肺经，500次，可以宣肺清热，止咳化痰。

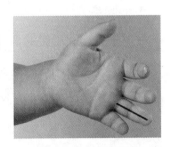

◎ 清天河水

天河水穴位偏凉，清天河水可退热除烦，是退热的主穴。天河水在小孩的前臂内侧正中，从手腕到肘窝呈一条直线，从手腕向肘窝方向直推为清天河水，500次。

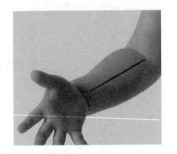

◎ 清补脾经

清补脾经就是将小儿拇指屈曲，以拇指端循小儿拇指桡侧缘由指尖向指根方向来回推。孩子着凉感冒为什么要清补脾经呢？肺属金，脾属土，清补脾经是取"培土生金"之意，促进肺部功能的恢复。推300～500次。

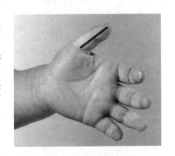

◎ 掐五指节

五指节是指手背部的第1指间关节，掐5～8遍，可以和气血，也就是帮助机体调节阴阳平衡。关于五指节穴，有的流派认为是指五个指头上的所有关节，也有的认为是右图中的五个指间关节，这里以右图为准。

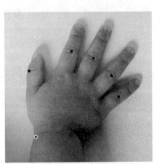

给宝爸宝妈的建议

首先是推拿次数要够。有些宝妈不经常给孩子推拿，推几十次可能就感觉比较累，家长要注意推拿的次数一定要够，刺激量要保证，这样推拿才会效果显著。另外，孩子吹空调没什么，但是一定要记得给宝宝盖好肚子，空调温度不要太低，28℃左右最好。

其次是饮食，孩子感冒期间要少食多餐，对于感冒期间的儿童，饮食既要满足孩子的口味，还要注意营养的合理搭配。除早、中、晚餐外，可以适当加餐，食品多以牛奶、鸡蛋羹、水果、果汁、碎菜、稠粥为宜。

再者就是擦鼻涕的窍门。宝宝流鼻涕时，父母可用柔软的手绢、纸巾擦拭，因为宝宝皮肤很娇嫩，擦拭多了会令宝宝感觉不舒服，所以擦鼻涕后可用湿热毛巾捂一捂，再轻轻地涂上一点油脂，防止皮肤龟裂疼痛。

小儿感冒夹积、夹痰、夹惊的推拿疗法

感冒俗称"伤风"，是小儿最常见的外感疾病。临床以"怕冷，发烧，头痛，鼻塞，流清涕，咳嗽"为主要症状。由于小儿脏腑娇嫩，气血未充，肺脾肾发育不完善，故患病之后，传变迅速，且往往出现夹痰、夹积、夹惊等兼夹证。对于小儿感冒的三种兼夹证，除了吃药以外，小儿推拿也是宝妈们不错的选择！

<h1 style="text-align:center">主穴</h1>

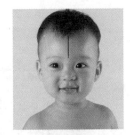

◎ 开天门

天门位于两眉中点至前发际处，呈一直线，两拇指自下而上交替直推即为开天门，30 ～ 50 次，可祛风解表。

◎ 推坎宫

坎宫位于从眉头至眉梢，呈一横线，两拇指自眉心向两侧眉梢分推，称推坎宫，30 ～ 50 次，疏风解表，止头痛。

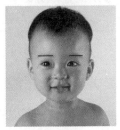

◎ 揉太阳

太阳位于眉梢与目外眦中点向后一寸凹陷处，用中指端揉，称揉太阳，30 ～ 50 次，可发汗解表，止头痛。

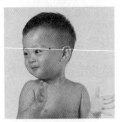

◎ 揉耳后高骨

耳后高骨穴位于耳后入发际处高骨下凹陷处，用两拇指指端按揉，称揉耳后高骨，30 ～ 50 次，可发汗解表。此穴与开天门、推坎宫、揉太阳合用，称之为"四大手法"，专治感冒。

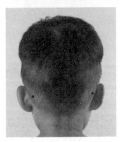

<h1 style="text-align:center">配穴</h1>

1. 感冒夹积（积食）

孩子肚子胀、嘴巴臭、大便干或者稀溏，有时候还会呕吐。这时候光给孩子发散风寒就不行了，应再加上消积导滞的穴位。

◎ 清补脾经

感冒夹积常常伴有脾胃虚弱，所以要清补脾经、
健脾和胃。将小儿拇指屈曲，以拇指端循小儿拇指桡
侧缘由指尖向指根方向来回推 300 ～ 500 次。

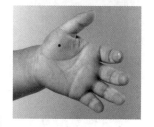

◎ 揉板门

以拇指端按揉小儿大鱼际平面 200 ～ 300 次，
健脾和胃，消食化滞。

◎ 顺时针摩腹

顺时针揉肚子，可以促进胃肠蠕动，一般揉
5 ～ 10 分钟。

2. 感冒夹痰

夹痰的表现就是，很多孩子一感冒，嗓子里"吼吼"的声音，明显能听
到有痰在里面。孩子一感冒，上呼吸道的分泌物就会增多，这时候孩子就容
易有痰。还有就是这时候小儿的脾胃弱，容易生痰导
致的。

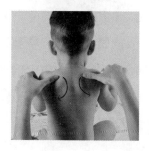

◎ 揉膻中

膻中穴位于小儿两乳头中间，揉 100 ～ 200 次，
可宽胸理气、化痰。

◎ 分推肩胛骨

用两拇指分别自肩胛骨内缘自上而下推动，称为
分推肩胛骨，200 ～ 300 次，可调补肺气、止咳化痰。

3. 感冒夹惊

惊就是惊厥、抽搐，中医认为小儿"神气怯弱，心
肝有余"，受到外邪侵袭后容易导致心神不宁、烦躁不
安。如果热邪扰动肝经，会出现一时性惊厥，特别是 6 岁以前的孩子，感冒的时

候容易发烧、惊厥。

◎ 平肝经

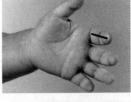

肝经位于小孩的食指掌面，从食指指根向指尖方向直推即为平肝经，推 300 ～ 500 次，可息风止痉。

◎ 捣小天心

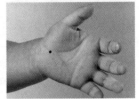

小天心位于大、小鱼际中间的凹陷处，可以镇静安神，10 ～ 15 次即可。

◎ 揉五指节

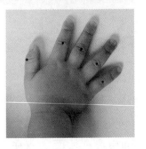

掌背五指第一指间关节处，用拇、食指捻揉，称为揉五指节，30 ～ 50 次，与平肝经合用可镇静安神。

预防感冒的小儿益气补肺推拿法

中医讲小儿的生理特点是：脏腑娇嫩，形气未充。意思就是说小儿的五脏六腑还未发育成熟，无法抵抗外邪的攻击，容易生病。那怎么办？除了细心照顾好宝宝之外就没什么好的方法了吗？

当然有啦！

中医上有"治未病"之说，就是防病，在疾病还未来到之前，给予相应的良性干预。季节交替之际，气温波动非常大，宝宝调节能力差，容易感冒，给宝爸宝妈们介绍一种益气补肺的推拿方法，属于预防感冒的保健推拿，比治疗推拿更简单。

主穴包括平肝经、清肺经、清补脾经、推四横纹

◎ 平肝经

肝经位于小孩的食指掌面，从食指指根向指尖方向直推即为平肝经，500 次，可疏肝理气，平肝就是清肝经，习惯称平肝。

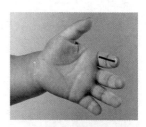

◎ 清肺经

肺经位于孩子的无名指掌面，从指根到指尖呈一条直线，从指根推向指尖为清肺经，500 次，可以宣肺理气。

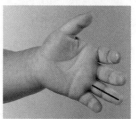

◎ 清补脾经

清补脾经就是将小儿拇指屈曲，以拇指端循小儿拇指桡侧缘由指尖向指根方向来回推。肺属金，脾属土，清补脾经是取"培土生金"之意，有补肺的功能，500 次。

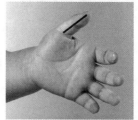

◎ 推四横纹

四横纹位于食指、中指、无名指、小指掌面的近端指间关节横纹正中，可以调理脏腑，疏理气机。推 3 ～ 5 分钟。

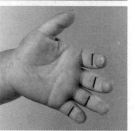

配穴包括清天河水、揉外劳宫、揉二人上马

配穴是选择性添加的穴位，宝妈们可以选择性地给孩子添加！

◎ 清天河水

天河水属于凉穴，对于热性体质的小孩，就是平时容易上火、口舌经常

长疮、怕热、爱出汗的小孩，长期推拿，效果显著。天河水在小孩的前臂内侧，从腕横纹中点到肘横纹中点呈一条直线，从手腕向肘窝方向直推为清天河水，300～500次。

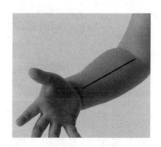

◎ 揉外劳宫

外劳宫属于暖穴，可温里驱寒，对于寒性体质的孩子，平时怕冷，手脚经常凉凉的，一吃凉的就肚子疼，或者拉肚子等情况，坚持推拿效果很好。外劳宫在小孩掌背正中，第2、3掌骨中间，掌指关节后0.5寸处，揉300～500次。

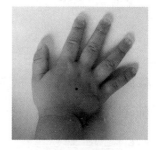

◎ 揉二人上马

二人上马穴可大补肾之水火，针对体质差、早产、非母乳喂养的孩子，以及身材矮小、生长发育稍慢于同龄人的孩子，长期推拿，效果不错。二人上马在小孩的掌背第4、5掌骨小头后凹陷中，揉300～500次。

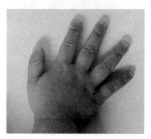

孩子咳嗽是不是肺炎

只要孩子一咳嗽几声，妈妈的心就"揪成一团"了：我这孩子是不是患了肺炎啊？是不是气管炎？会不会有啥后遗症？

肺炎是个什么玩意儿？

其实，肺炎是小儿最常见的一种呼吸道疾病，四季均易发生，3岁以内的婴幼儿在冬、春季节患肺炎较多。肺炎主要是由细菌和病毒引起的。不管是由什么病原体引起的，统称为支气管肺炎。如治疗不彻底，很容易反复发作，给家长们带来无尽的麻烦与痛苦。

但是，一般只要妈妈早发现，及时给孩子治疗，并不会留下这么多的麻烦。肺炎大多发热，多在38℃以上，并持续2～3天以上，或伴有咳、喘，两侧鼻翼一张一张的，呼吸困难、口唇发青或发紫，孩子精神状态不佳，食欲会显著下降，不吃东西，宝宝呼气时胸部会听到"咕噜"声。如果这几种情况存在的话，妈妈一定要及时带宝宝去医院治疗。

为啥宝宝会得肺炎呢？

主要是宝宝平时的饮食不科学，或者爱吃过甜、过咸、油炸等食物，导致食积而生内热，遇风寒使风寒入肺，妈妈们又没有及时发现，慢慢变成肺炎。建议妈妈们平时让孩子清淡饮食，不过饱，定时定量，多吃蔬菜水果，不吃过甜及刺激性食物，

大多数咳嗽的宝宝仅是轻度的呼吸道感染，可以在饮食上多吃润肺的食物，比如银耳百合粥、甘蔗小米粥，再配合些推拿手法，一般很快恢复健康。

如何推拿？

◎ 清补肺经

孩子是肺炎嘛，肯定要找肺经，又清又补，平补平泻，对肺脏非常有好处。顺着孩子无名指掌面，由指根向指尖肚来回推就可以了，推300下。

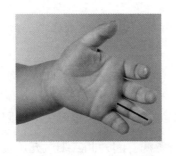

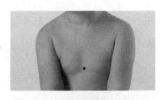

◎ 揉膻中

膻中穴很好找，两个乳头连线的中点就是了，孩子咳嗽、气短、喘息都会用到它，揉200次。

◎ 分推肩胛骨

肩胛骨穴也非常好找，背上两个肩胛骨的弧形的骨缝就是了，直接对应着肺脏，所以分推它可以起到宣肺的作用，推100次。

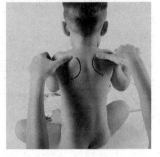

 ## 孩子背上这三个穴位养阴、润肺、止干咳

不少家长苦恼，孩子既没有感冒又没发烧，就是咳嗽，而且往往以干咳居多，嗓子里也没痰或者痰比较少。孩子干咳时虽然不痛不痒，但是长期干咳不止却会影响休息和睡眠，还会诱发其他疾病。

西医治疗干咳多以镇咳药为主，但是镇咳药对孩子的中枢神经有抑制作用，如果孩子干咳不严重则不建议使用，这时不妨试试中医疗法。中医认为，肺主呼吸，肺气一升一降则气机正常，如果宣发、肃降功能不协调则气机失常，表现为咳嗽，而咳嗽无痰或少痰则提示肺阴亏虚、津液不足，应养阴、润肺、清燥、止咳。

具有润肺、养阴、止咳功效的穴位主要有大椎、风门、脾俞。

◎ 大椎穴

大椎穴位于背部正中线上，第7颈椎棘突下凹陷中，主治咳嗽、气喘等外感病。因为此穴阳气充足满盛如椎般坚实，故名大椎。

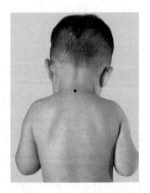

◎ 风门穴

风门穴位于背部，在大椎沿脊柱向下的第2个凹
陷（第2胸椎与第3胸椎间）的中心，左右旁开各1.5
寸处。风门的意思就是风出入之门户，我们知道风邪
最容易犯肺，所以此穴也擅长治疗外感风邪引起的感
冒、咳嗽之症。

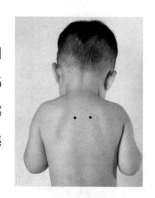

◎ 脾俞穴

脾俞位于人体第11胸椎棘突下，旁开1.5寸处。
脾俞穴有健脾和胃、利湿升清的功效，能补充人体津
液。用拇指指腹以顺时针的方向按揉，每次按揉10
分钟左右，每天可按揉1～2次。

此外，家长还可以选一些滋阴润肺的中草药给孩
子泡茶喝，如沙参、玄参、麦冬、玉竹、百合、五味
子、浙贝母、桑叶、桑白皮等。推拿和中药并用，能提升疗效。

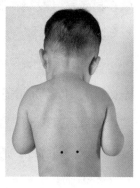

 **"寒包火"的孩子爱感冒、爱发烧、
爱咳嗽、爱生痰**

咱们宝妈宝爸晚上搂着孩子睡觉，或者有时候拉孩子的小手，会发现孩
子身上热乎乎的。小孩子是稚阳之体，本身就像个小火炉一样，这是生命力
旺盛的一种表现。

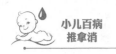

寒包火，标在肺脏，本在脾胃

但是，小孩子阳气充足的时候就容易化为实热之象，阴津不足就容易化虚热之象。不管是实热还是虚热，小孩子的肺脏比较娇嫩，热邪很容易侵犯肺脏，导致肺热。

而肺主皮毛，肺脏的热邪要通过毛孔随汗液散出，这时候孩子稍一受凉就容易感冒、发烧；肺司呼吸，孩子稍一吸凉气就容易咳嗽。所以，"寒包火"的孩子爱感冒、爱发烧、爱咳嗽。

但是，"寒包火"的病根儿在肺上吗？不是！病根儿还在脾胃上，小孩子由于长得快，吃得非常多，容易食积化热。所以，寒包火标在肺脏，本在脾胃。

如果你家孩子"寒包火"，不妨这样给孩子做做小儿推拿，效果棒棒的！

主穴：清肺经、清天河水、推肺等。

◎ 清肺经

顺着无名指掌面从指根向指尖推就是清肺经，
300 次。

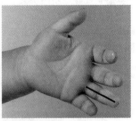

◎ 清天河水

天河水穴很好找，在孩子前臂掌侧正中线，从腕横纹到肘横纹的那一段就是。从腕横纹向肘横纹推就是清天河水，具有清热退烧的作用，150 次即可。

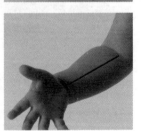

◎ 推肺

宝妈们把手分别放在孩子的前胸、后背，来回推就可以了，各 100 次。这个方法可以调理孩子的肺脏。

◎ 揉天突

宝妈记住，天突穴是个"止咳穴"，止咳效果非常好，如果孩子咳嗽，就揉上 60 次。天突穴很好找，喉结正下方，两个锁骨的中点就是了。

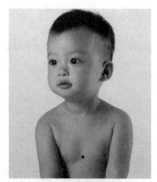

◎ 膻中穴

膻中穴有宽胸理气、清肺止喘的作用，也很好找，两乳头连线的中点就是，揉 60 次。

◎ 定喘穴

在大椎穴的两侧约一指的地方，有个穴位叫定喘穴，看名字就知道什么功效了，揉 60 次。

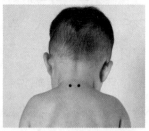

配穴：根据孩子是否食积、是否有痰等取穴。

◎ 清胃经

如果孩子食欲太旺盛，加上清胃经 100 次。方法如前述。

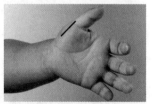

◎ 补脾经

如果孩子脾虚，或者舌苔厚腻，加上补脾经 100 次。方法如前述。

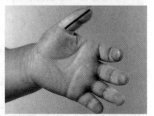

◎ 退六腑

如果孩子内热过大，加上退六腑 100 次。孩子前臂尺侧从手腕到手肘那条线就是六腑穴，从手肘向手腕推就是退六腑。退六腑，顾名思义，就是退掉六腑之热。推 150 次。

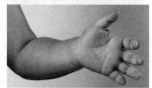

◎ 揉丰隆

如果孩子嗓子有痰，可以给孩子加上揉丰隆 300 次，宝妈们记住，丰隆穴化痰效果非常好。位置如右图。

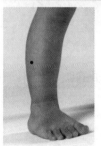

 经过验证，这个穴位治小儿咳嗽、有痰非常好

如果遇到孩子嗓子不舒服，或者嗓子里有痰咳不出来，挤捏天突穴效果非常好。

有个宝妈说自己的孩子咳嗽，嗓子里有痰，但是咳不出来，于是她就给孩子挤捏了天突穴，当时这个部位就红红的，出痧很明显，下午回家后，孩子吐了一大口痰，后来咳嗽明显减轻了。

还有一个宝妈说自己的孩子一个多月前感冒过一次，后来就余咳未尽，经常咳嗽。孩子嗓子里有痰，咳不出来。挤捏了天突穴，咳嗽很快好转了。

天突穴很好找，胸骨上窝正中央那个凹陷就是了。这个穴位的作用就是理气化痰、降逆止呕、止咳平喘。

如果您感觉孩子嗓子里呼噜噜的，还偶尔会咳嗽，不妨给孩子按摩天突穴。按摩天突穴有两种手法：一种是点揉天突穴，用您的中指指肚点300次即可；还有一种就是挤捏天突，用您的大拇指和食指、中指挤捏天突穴30～50次即可。一般来讲，挤捏天突穴的手法比较重，所以见效会快一些，但是有点疼。如果有的孩子接受不了，家长可以选择点揉天突穴。

 孩子咳喘、胸闷、有痰，把这三个穴位配合起来揉一下

孩子的咳嗽也不一样，有的孩子咳嗽时嘴巴噘得圆圆的，先深吸气，

咳的时候是那种"空、空"的声音，明显感觉嗓
子里有痰、喘不过气。这时候呀，可以试试给孩
子揉乳根、乳旁，加上搓两肋。

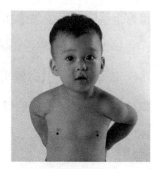

◎ 揉乳根、乳旁

乳根穴和乳旁穴离得很近，乳根穴在乳头正下
方2横指（孩子两个手指头并拢）的地方，乳旁穴
在乳头两侧3横指处。

乳根和乳旁穴在小儿推拿中经常配合使用，
您给孩子按的时候，把两手大拇指放在孩子两个
乳根穴上，两个食指放在两个乳旁穴上，揉上50
次左右就可以了。有宣肺、止咳、缓解胸闷的
作用。

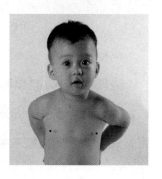

◎ 搓两肋

把您的双手放在孩子腋下胁肋部自上而下同时搓摩到腰部，反复
50～100次。搓摩前双掌要先搓热，搓摩时流畅自然，用力适度。好吧，说
通俗一点吧，就是顺着孩子的胳肢窝，一下一下往下搓就可以了。这种方法
可以行气化痰，还可以缓解胸闷、气短、咳嗽、喘息、肚子胀满等。

这三个穴位配合起来使用，行气化痰、止咳平喘效果非常好，小儿推拿
师经常使用。

小儿咳嗽多痰，这样推拿很快就好

许多宝妈关注孩子咳嗽、嗓子里多痰的问题。其实，咳嗽是一种症状，
感冒、支气管炎、肺炎、哮喘等等很多病都会引起咳嗽，所以孩子咳嗽了，

最好上医院找医生来诊断一下，看是什么病引起的咳嗽。

当然，作为家长，看着孩子咳得面红耳赤，听着嗓子里痰声呼呼，心里肯定不是滋味，这时候可以在家给孩子做做小儿推拿，对于缓解病情还是很有帮助的。有些孩子病情比较轻，可能通过宝妈推拿就好了。

主穴

◎ 揉天突

治咳嗽，小儿推拿师非常喜欢天突穴，很多孩子咳嗽的时候，通过捏挤天突，咳嗽会大大减轻。对于家长来说，可以用你的中指揉天突150次，以免孩子不舒服。

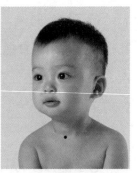

天突穴很好找，咽喉正下方、两锁骨中间那个坑就是了。这个穴位可以理气化痰、止咳平喘，它还有催吐的作用。家里有些有经验的老人看到孩子咳嗽多痰的时候，会给孩子揉这个穴位，有时候一揉，孩子不仅不咳了，还会吐一些痰出来，这就是天突穴的功效。

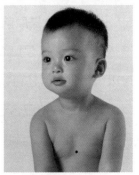

◎ 分推膻中

膻中穴很好找，孩子两个乳头连线的中点就是了。把两手的大拇指放在膻中穴上，向两侧分推即可。有些孩子咳嗽、气喘、胸闷，可以用这个手法，推100次即可。

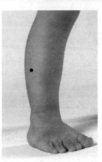

◎ 揉丰隆

宝妈们要记住，丰隆穴是化痰的奇穴，它的主要

122

作用是补脾益气、化痰止咳。中医说，肺为贮痰之器，脾为生痰之源。所以，痰与脾脏的关系密切。小儿多脾虚，揉这个穴，既可健脾，又可化痰，一举两得。丰隆穴也很好找，在小腿前外侧，距离膝盖和脚踝差不多的中间点上，揉 150 ～ 300 次。

配 穴

孩子的病，在教科书上是找不到的，因为都伴有其他不同的症状，所以宝妈们在给孩子推拿的时候，可根据孩子自身的情况加上配穴。

◎ 有肺热配掐少商

少商穴的位置，大家一看图就知道了。它是足太阴肺经的最后一个穴位，有些孩子有肺热、咽喉肿痛，这时候可以用您的大拇指指甲去掐一掐，50 ～ 100 次。

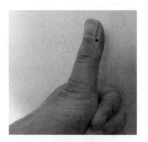

◎ 有肺寒配揉大椎

宝妈们要记住，大椎穴是防治风寒感冒的要穴，它是督脉上的一个重要穴位，可以温补阳气。如果孩子有肺寒，可以揉揉大椎穴，150 即可。大椎穴很好找，低下头，脖子后面有个凸起的骨头，骨头下面那个坑就是了。

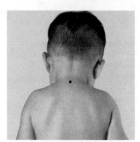

◎ 肚子胀配揉中脘

"脘"就是"管"（管道）的意思，所以揉中脘可以和胃健脾、降逆下气。小孩子肚子胀，多跟食积、胃气不降有关。揉中脘 150 次。

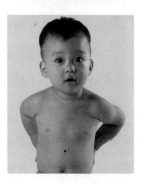

◎ 脾虚配补脾经

有些孩子脾虚，加上补脾经，300 次。方法如前述。

◎ 食积配清胃经

还有些孩子有食积，加上清胃经，300 次。方法如前述。

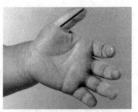

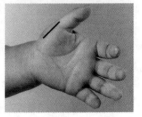

孩子的肺就是台"发动机"，晨咳多跟它有关

很多孩子早晨起床后，会咳上几声。有位妈妈反映，我家的孩子一个多月了都是这样，到底是怎么回事啊？真烦人，要不要去看看啊？还有一位妈妈说，我家孩子去海南玩，一直都好好的，回来之后就晨咳。总不能天天住那边吧？

其实，孩子的肺呀，就像汽车的发动机一样。冬天咱们早晨要开车出门，把发动机打着火以后，要热上几分钟，要不然对车不好。有些车比较破，不热几分钟还容易熄火。其实，发动机熄火跟孩子晨咳是一个道理。

孩子早晨起来，本来在暖暖的被窝里。家里没有暖气的，可能室温只有十几摄氏度。家里有暖气的，被窝里的温度也会比室温稍高。孩子一起床，气道接受凉空气刺激，就会紧缩，这时候就容易引起咳嗽。

这种晨咳有两种情况，一种是正常的，还有一种是孩子本身体内就有寒，比如感冒等。都不是什么大问题。

那有些家长就会较真儿了：照这样说，为啥别的孩子早晨不咳，我的孩子就咳？根本原因还是孩子的肺气虚。经常给孩子捏捏脊，从下往上，每天捏 6 次。揉揉肺俞穴，补补肺经穴，每天 150 ~ 00 次，慢慢地孩子的肺气就补上来了。

◎ 补肺经

孩子的无名指掌面正中，从指尖到指根那条线
就是肺经穴。从指尖向指根推就是补肺经，反之就
是清肺经。如果小孩子受寒了，或者肺气虚，经常
感冒发烧、气短、声音低怯，家长就可以给孩子补
补肺经。

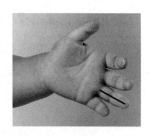

◎ 揉肺俞

肺俞穴在大椎穴往下数第 3 个凹陷，左右旁开各
1.5 寸处，风门穴的正下方。肺俞穴是肺脏的俞穴，
按摩它可以补肺润燥、止咳平喘，通俗地讲，它可以
增加肺功能，所以，当孩子有呼吸系统疾病的时候可
以多揉它。

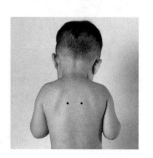

小儿推拿：这个时候给孩子"平肝清肺"效果最棒

有时候，面对一些专业术语，家长容易"懵圈"。在小儿推拿中，有一个
常用的术语叫"平肝清肺"，算是个半专业术语，是一套组合手法。很多宝妈
非常好奇，光听说这种推拿手法效果好，有啥用？啥时候用？

事实上，小孩子推拿取穴讲究少而精，原因很简单，孩子跟大人不一样，
是没有耐心让人在他身上推来推去的，尤其在他不舒服的时候。

平肝清肺常用在孩子发烧、咳嗽、有痰或者有呼吸道疾病的时候。它的
主要作用在于恢复肺的肃降功能，肺的功能恢复了，疾病自然就好得快啦！

那宝妈又会问了，啥是"肃降"？

肃就是清肃的意思，肺主气、司呼吸、通调水道、外合皮毛，与大肠相表里，可以把浊物排出去，比如肺中的痰浊。降就是降下去，在人的五脏六腑之中，肺的位置最高，所以中医有"肺为五脏之天"的说法。肺气降下去了，人的生命活动才有活力，才有利于病情的康复。

那宝妈又会问了，为啥要平肝清肺，而不平心清肺、平脾清肺呢？

中医说，肝主升发，肺主肃降，肝升肺降则气机调畅，气血上下贯通，所以要平肝清肺。

什么是平肝清肺？

平肝清肺就是平肝经、清肺经。

◎ 平肝经

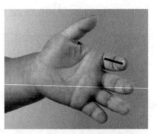

也叫清肝经，顺着孩子食指的指肚从指根往指尖推即可。100 ～ 150 次。

◎ 清肺经

顺着孩子的无名指指肚从指根往指尖推就是清肺经，100 ～ 150 次。

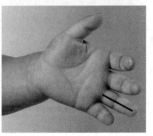

 孩子的背上有一堆"补肺穴"，宝妈不能不知道

中医说"肺为娇脏"，尤其是婴幼儿肺脏更弱，所以孩子特别容易患感冒、发烧、咳喘、支气管炎、肺炎等等。其实，宝宝的背上有很多"补肺穴"，而且功能各有不同，宝妈们要是用对了，那真是捡到宝了！

◎ 揉大椎

大椎穴是手足三阳经外散于背部阳面的阳气，穴内的阳气充足满盛如椎般坚实，故名大椎。大椎穴很好找，我们低下头，脖子后面那个凸起下面有个坑就是了。前面说了，大椎穴阳气充足，所以如果孩子受寒了、感冒了，揉揉这个穴位，温阳散寒效果"杠杠的"！

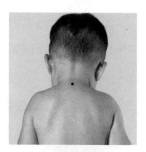

◎ 揉定喘

有句古话，"内科不治喘，外科不治癣"，孩子如果喘了，宝妈的神经马上会绷紧！在大椎穴的两侧约一指的地方，有一对穴位，叫定喘穴，看名字就知道是什么功效了。如果孩子喘了就多揉揉吧！

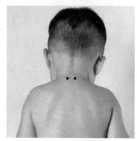

◎ 揉风门

《针灸甲乙经》："风眩头痛，鼻不利，时嚏，清涕自出，风门主之。"风门穴也很好找，大椎穴沿脊柱往下数第 2 个凹陷旁开 1.5 寸，左右各 1 个就是。当孩子感冒、头疼、鼻子不透气、流清鼻涕的时候，都可以按这个穴位。

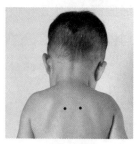

◎ 揉肺俞

肺俞穴在大椎穴往下数第 3 个凹陷，左右旁开 1.5 寸处，风门穴的正下方，也是左右各一个。肺俞穴是肺脏的俞穴，按摩它可以补肺润燥、止咳平喘，通俗地讲，它可以增加肺功能，所以，当孩子有呼吸系统疾病的时候可以多揉它。

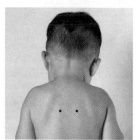

◎ 分推肩胛骨

沿着孩子背部肩胛骨的那两个弧，从上往下推就

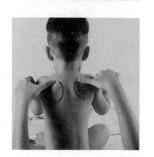

是分推肩胛骨了。大家都知道,我们的两块肩胛骨正好护着两肺,所以分推肩胛骨可以作用于肺,止咳效果特别好。孩子咳嗽的时候,家长不妨多给孩子分推肩胛骨。

 ## 孩子流鼻血别慌乱,这样处理效果好

孩子流鼻血的问题,是很多家长都会碰到的问题,也是家长们碰到后容易不知所措的问题。但是,这些问题在专家眼里,就真的不是问题了。

小儿流鼻血,首先要排除孩子抠鼻子的不良习惯所致。鼻腔黏膜中的微细血管分布很密,很敏感也很脆弱。小孩子有时候鼻子干、痒不舒服,会不自觉地用指甲抠,这时候微细血管容易破裂造成流鼻血。

也有些孩子经常流鼻血,这就跟肺胃热盛有关了。中医讲,肺胃热盛的时候,热邪容易瘀结于鼻,诱发出血。有两个小单方很管用,那就是用芦根或白茅根泡水喝。门诊上反响挺好,家长们可以试试。

芦根入肺、胃二经,有清热生津的作用,到药店里买上二三十克,每次抓上两三克,泡成水给孩子喝就可以了。白茅根本身就有清热凉血、治疗鼻出血的作用,用法跟芦根一样。要注意一点,这两味中药都是清热的,所以如果孩子流鼻血,喝上几天就可以,不要喝多。

胃是肺下面的一个"小火炉"。所以胃里有热的话,胃火会往上走,上炎于肺,这也就是说,为什么孩子胃里有热的时候会诱发流鼻血、食积咳嗽等症状。所以,孩子流鼻血了,给孩子清清肺胃之热就可以了,最简单的小儿推拿手法"清胃经、清肺经"即可。清的时候要灵活掌握,一般150次即可。如果孩子食积比较严重,可以把清胃经加到300次。

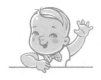

鼻炎、鼻塞，今天教大家个通鼻穴

小孩子得鼻炎或者鼻塞的时候会非常难受，鼻子不透气，睡不好觉。今天教大家个穴位，每天坚持揉 150 次，可以清利鼻窍，这个穴位就是鼻通穴。

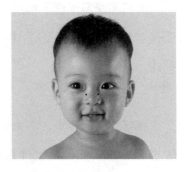

这个穴位很好找，就在我们面部鼻翼软骨与鼻甲的交界处。由于它在迎香穴的上面，并且跟迎香穴一样，有通鼻窍的作用，所以也叫上迎香穴。

无论成人还是小孩子，出现鼻塞的时候都可以按摩这个穴位。这个穴位还对于治疗单纯性鼻炎、过敏性鼻炎、肥大性鼻炎、嗅觉功能障碍等都有很好的效果。

家长注意：流鼻血的孩子太多了，如何防，如何治

小孩子流鼻血的原因很多，有的孩子是因为鼻子痒、不自觉地挖鼻孔造成的；也有些孩子是因为剧烈活动（比如在外面玩耍的时候），不知不觉地流鼻血；还有的是受空气或其他因素的影响导致鼻腔干燥，毛细血管破裂造成的出血。

鼻子出血，中医又叫作"鼻衄"。夏天宝宝出现鼻衄的原因比较单纯，多因肺失肃降，肺热居多，《四圣心源》中说得很清楚："肺开窍丁鼻，肺气敛降，则血不上行，肺气逆行，收敛失政是以为衄，其原因于胃土之不降。"所

以，宝宝们的鼻衄责于肺也关乎胃。

孩子流鼻血，有些家长会手足无措，不知道怎么办。其实，家长越慌乱，孩子越紧张，鼻血流得就越厉害。因此，孩子如果最近流鼻血了，可以用下面的方法进行处理。如果没流，发现孩子有热象了，也可以用下面的方法预防一下。

◎ 清胃经

胃气不降多半在于胃热，实热居多，不管是实热还是虚热，都要清胃经，推 300 ～ 500 次。方法如前述。

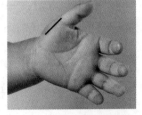

◎ 清大肠

肺与大肠相表里，清大肠有利于肺气的肃降，一般推 300 次；如果宝宝伴有便秘，就推 300 ～ 500 次。方法如前述。

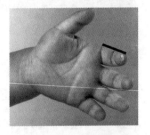

◎ 清肺经

可宣肺清热，一般推 200 次，伴有咳嗽有痰，可推 300 ～ 400 次。方法如前述。

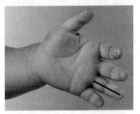

◎ 下推七节骨

可泻热通便，助肺气敛降，伴有便秘可重推 200 下。方法如前述。

◎ 补脾经

前面几个手法都是清的，光清不补容易伤身体，所以清中要有补，当然要加上补脾经。补脾经的原因

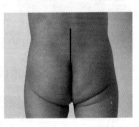

有二：其一，补脾可以和胃，脾胃是一家，一升一降，脾气升则胃气降。脾和胃是表里关系，很多家长不理解表里是什么意思，打个比方说，脾是脏属阴，胃是腑属阳，胃强了脾就弱，老婆如果适当厉害一点，老公就会老实很

多。其二是培土生金，脾属土，肺属金，五行相生的
关系里是土生金，所以补脾可以养肺。

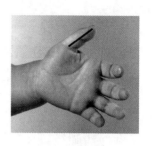

◎ 摩腹

顺时针摩腹，这是主要手法，一般摩腹 5 分钟效
果很好。

此外还想提醒宝妈们的是，若天气比较热，卧室开空调时应注意保持室
内湿度，不宜太干燥，比如可以放个加湿器；多让宝宝吃时令水果蔬菜，少吃
肉、海鲜等。还是那句话，"若要小儿安，还需三分饥与寒"，很多宝宝生病都
是食积所致。如果宝宝鼻子干得厉害，可以涂抹红霉素软膏，一两次就好了，
效果很好，药也很便宜，药店都能买到。

这套治小儿过敏性鼻炎的推拿手法非常好

中医认为，过敏性鼻炎多是由于寒凉引起的，由于体内正气不足导致外
邪停留于鼻腔内，遇到刺激性环境，便"里应外合"出现敏感症状。主要还
是正气不足，通俗来讲就是体质差。

典型症状包括阵发性喷嚏、流鼻涕、鼻塞和鼻痒，多在晨起或者夜晚或
者接触过敏原后立即发作，外感后会加重症状。

推拿手法

下面这套推拿手法简单实用，宝妈们坚持给孩子推拿，可以改善孩子的
体质，对过敏性鼻炎的防治也非常有帮助。

◎ 清补脾经

将小儿拇指屈曲，以拇指端循小儿拇指桡侧缘由指尖向指根方向来回推。清补脾经可以健脾胃、培土生金，500 次。

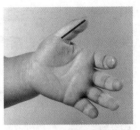

◎ 清肺经

肺经在孩子的无名指掌面，从末节指端到指尖呈一条直线，从指根推向指尖为清肺经，500 次，可宣肺通窍。

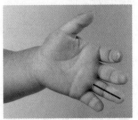

◎ 推三关

三关在前臂桡侧缘，从腕横纹至肘部呈一条直线，自腕横纹推至肘横纹为推三关，用力均匀，300 ～ 500 次，可温暖下元，改善寒性体质。

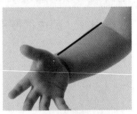

◎ 揉外劳宫

外劳宫属于暖穴，可温里驱寒，对于寒性体质的孩子，坚持推拿效果很好。外劳宫在小孩掌背第 2、3 掌骨中间，掌指关节后 0.5 寸凹陷处，揉 300 ～ 500 次。

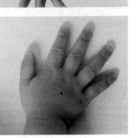

生活调理：

1. 尽量少吃生冷食物，多吃温热易消化的食物。

2. 不要经常游泳、吹空调，坚持每天晒太阳，把体内寒气排出。

3. 坚持早睡早起，每天晚上十点前要入睡。

 孩子鼻子不透气、憋闷，妈妈必知的 5 大通窍绝招

最近很多家长为孩子鼻子不透气而苦恼，的确，看着孩子鼻子不透气憋闷得难受，父母心里也不舒服。其实，还是有很多办法可以解决这个问题的。

◎ 绝招一：盐水洗鼻

建议宝妈们给孩子买一个洗鼻器，当孩子鼻腔中有分泌物的时候，用生理盐水给孩子洗洗鼻子，一则可以将鼻腔中的分泌物清理出来，让孩子呼吸顺畅；二则生理盐水还可以清除鼻腔中的病菌和过敏原，可以帮助病情的恢复。

◎ 绝招二：蒸汽熏鼻

年龄稍大一点的孩子，宝妈们可以用水杯装上温水，让孩子的鼻孔对着水杯口，吸水杯中冒出来的水蒸气。这样一来，鼻腔中的浓稠分泌物就会被稀释，然后就可以擤出来啦。有些宝妈有美容用的蒸脸器，出来的水蒸气也特别不错，可以借给孩子用用。

年龄小一点的宝宝，家长可以用棉签给孩子清理一下鼻腔，勤点清理，孩子鼻腔会通畅很多。

◎ 绝招三：泡热水澡

中医说"寒则凝，凝则瘀，瘀则堵"，所以，如果孩子鼻腔不透气，不妨让孩子泡个热水澡，坐在热水中玩一会儿，很多孩子的鼻子就透气啦。

◎ 绝招四：擦前胸后背

肺开窍于鼻，所以当孩子鼻腔不透气的时候，多跟肺有虚寒有关，宝妈们可以把自己的手放在孩子的前胸和后背上，给孩子横着擦上百十次，鼓舞肺气，也有利于温阳通窍。

◎ 绝招五：揉大椎、迎香

大椎穴很好找，我们低下头以后，脖子上那个凸起下面的小坑就是了。大椎穴是个暖穴，人体手足三阳经的阳热之气汇入到这个地方，然后与督脉的阳气一同上达头部。所以多揉揉这个穴位，温阳活血、散寒通窍。揉 100 次。

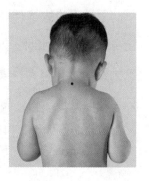

迎香穴也很好找，鼻翼两侧约 1 厘米的凹陷处就是了。为什么叫迎香穴？当鼻子不透气的时候，闻不到味道，一揉它，鼻子就透气、能闻到香味了。所以叫迎香穴，左右各揉 100 次。

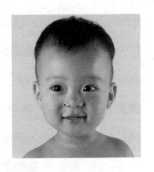

孩子得了鼻炎，这样推拿鼻子就透气了

一位宝妈说："我有一次生病，刚开始以为是感冒，后来发现不对劲儿，才知道自己得了鼻炎。天天晚上鼻子不透气，睡不好觉，早晨醒来大脑昏昏沉沉的。现在记性特别差，晚上睡不香。这几年真是被鼻炎折磨惨了！所以，女儿一鼻塞我浑身都紧张，生怕孩子再得了鼻炎！"

孩子得了鼻炎非常痛苦，所以很多宝妈问孩子得了鼻炎怎么办，有什么好的办法没有。其实，大夫的用药是一方面，宝妈们如果能坚持给孩子进行推拿，对缓解鼻塞等症状是非常有帮助的。

今天，咱们就说说急性鼻炎和慢性鼻炎的小儿推拿！

急性鼻炎及时治

急性鼻炎大多伴随着感冒、流感等疾病出现，起病时有轻度恶寒发热、全身不适、鼻咽部灼热感、鼻内发干、发痒、打喷嚏。1～2 日后渐有鼻塞，流大量清水样鼻涕，嗅觉减退，头痛。如无并发症，约 1 周左右恢复正常。只要及时处理感冒，鼻炎一般会随感冒的康复而消失，不再复发。早期宝妈们可以按照以下穴位进行推拿。

◎ 按揉迎香

此腧穴在鼻翼外缘，当鼻唇沟中；有通利鼻窍的作用；可用于治疗鼻塞等症状。按揉 50 ～ 100 下，或者到宝宝鼻子通气为止。

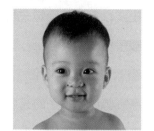

◎ 开天门

天门位于两眉中点至前发际呈一直线，两拇指自下而上交替直推即为开天门，30 ～ 50 次，可祛风解表。

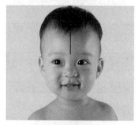

◎ 推坎宫

坎宫从眉头至眉梢呈一横线，两拇指自眉心向两侧眉梢分推，称推坎宫，30 ～ 50 次，疏风解表，止头痛。

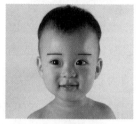

◎ 揉太阳

太阳穴在眉梢与目外眦中点向后一寸凹陷处，用中指端揉，称揉太阳，30 ～ 50 次，可发汗解表，止头痛。

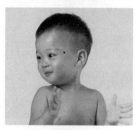

◎ 揉耳后高骨

在耳后入发际处，耳后高骨下凹陷处，用两拇指端按揉，称揉耳后高骨，30 ～ 50 次，可发汗解表。此穴与开天门、推坎宫、揉太阳合用，称之为"四大手法"，专治感冒。

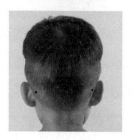

慢性鼻炎要坚持

慢性鼻炎其实不难治愈，最让宝妈们揪心的地方就是容易反复发作，它

主要以鼻塞、嗅觉失灵为特征。如果孩子是慢性鼻炎，希望宝妈们能坚持给孩子推拿。

◎ 清肺经

肺经在孩子的无名指掌面，从指端到指尖呈一条直线，从指根推向指尖为清肺经，500 次，可宣肺通窍。这个手法宝妈可以灵活掌握一下，如果孩子的鼻子已经透气了，可以改为清补肺经，就是顺着肺经穴来回推。如果孩子肺气过于虚弱，可以改为补肺经。

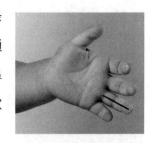

◎ 清大肠经

由小儿食指指根沿桡侧推向食指尖方向 200 ～ 300 次，或者 3 ～ 5 分钟。肺与大肠相表里，清大肠经可通便泄热，同时可加强清肺经的作用。如果孩子大便稀，可不用此手法。

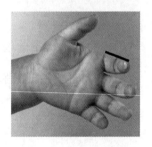

◎ 补脾经

将小儿拇指屈曲，以拇指端循小儿拇指桡侧缘由指尖向指根方向推。补脾经可以健脾胃，培土生金，500 次。再加上按揉迎香穴，同前文所述即可。

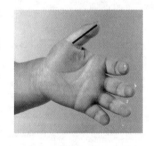

◎ 上捏脊

两手沿着脊柱的两旁，用捏法把皮捏起来，边提捏，边向前推进，由尾椎捏到颈部，捏 6 遍即可。脊柱及两侧是膀胱经、督脉的所过之处，宝妈们要记住，膀胱经是"太阳经"，督脉是"督一身之阳气"，得鼻炎的孩子大多是风寒犯肺或者脾肺气虚，所以捏脊可以鼓舞一身之正气，增加身体的免疫力。

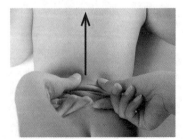

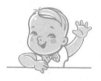

今天教大家认识化痰穴

小孩子多痰很常见，而且小孩子大多不会咳痰，所以孩子有痰的时候，家长会听到孩子嗓子里"呼噜呼噜"的声音，或者说有"空、空"的咳嗽声，但就是咳不出来。其实，小儿多痰从中医上讲，分"有形之痰"和"无形之痰"两种。上面家长能感觉到的，是有形之痰。

此外，还有无形之痰，无形之痰是湿邪聚集在脏腑里，看不到但是会通过一些症状间接地表现出来。比如说，有时候孩子会头痛，找儿科大夫一看，大夫说是"痰浊上扰神窍"所致，还有一些孩子表现为不爱运动、烦躁等等。

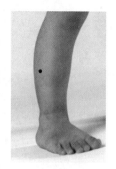

无论是有形之痰，还是无形之痰，都跟脾脏有关，因为中医讲"脾为生痰之源"。有个穴位是化痰的首选，那就是丰隆穴。丰隆穴最主要的功效就是健脾化痰。咱们的老祖先之所以把它命名为丰隆穴，就是因为发现按摩这个穴位可以把痰浊、湿邪除去。

丰隆穴在小腿外侧，很好找，在外踝尖上 8 寸，胫骨前缘外 1.5 寸处。左右腿上各一，每穴揉上 1 分钟即可。

另外，不论孩子还是成年人，有肚胀、不爱吃饭、爱打嗝、没精神、不爱喝水等症状，都可以按摩这个穴位。

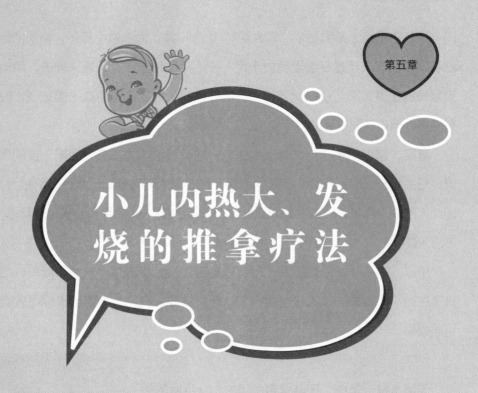

第五章

小儿内热大、发烧的推拿疗法

孩子晚上睡觉乱翻腾、内热大怎么办

很多孩子晚上睡觉是个"老大难"，该睡不睡，大人哄小孩子，都快把自己哄睡了，孩子还是在那里精力十足。好不容易睡着了，又翻来翻去，咱们当家长的还得起来给小家伙盖被子。咱们当家长的，晚上给孩子盖被子，没有怨言，但孩子要是因此受凉生病，那就麻烦了。

其实，这跟孩子心火大有很大关系。中医理论认为，白天为阳，夜间属阴。阳主兴奋，阴主安静。阳在外，阴在内。晚上阳气渐归于里，与阴相合，因此人的兴奋降低，进入休息睡眠，如果阳不入阴，就会使人处于兴奋状态，不易入睡。

所以，把孩子的心火给消一消，晚上自然就睡得好了。方法很简单，给孩子做做小儿推拿，小孩子脏腑轻灵，随拨随应，有时按摩的当天晚上就会见到效果。

◎ 清天河水

天河水是一条线，在前臂内侧正中，从手腕的横纹中点到手肘的横纹中点，正好是心包经所过之处，所以清天河水可以泻心火。推 300 次。

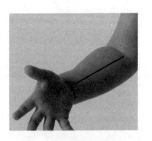

◎ 清小肠经

小肠经穴也很好找，小指尺侧从指根到指尖就是。离心为清，从指根推到指尖就是清小肠了。中医说，心与小肠相表里，所以清小肠既可以清心火，还可以帮助孩子消食积，一举两得。推 300 次。

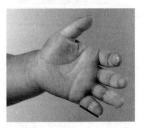

◎ 揉内劳宫

内劳宫穴就在小儿手掌的掌心，用你的大拇指
的螺纹面着力，紧贴宝宝内劳宫穴，做反复、有节
奏的、轻柔缓和的回旋揉动。揉 300 次。

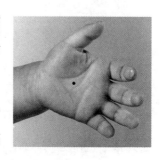

小孩子心火大，不算病，食疗也非常好。清心
火最好的药膳是冰糖莲子汤、百合银耳汤，做给孩
子吃就很好。蔬菜类的如生菜、豆苗、芹菜等都可以多让宝宝吃。

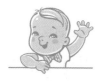

孩子有内热，清清它就可以啦

儿科医生有句话，叫"寒好去热难除"，啥意思呢？孩子有寒了好治，有
热了就会比较麻烦。孩子有内热，稍一受寒就容易感冒、发烧、咳嗽，重的
还会患上气管炎、肺炎，又得"全家总动员"。

孩子有内热，会大便干、小便黄。孩子大便干，很多家长都知道清大肠。
那小便黄呢？告诉大家，清小肠就可以啦。为什么呢？因为小肠在人体生理
功能中起着分清别浊的作用。身体里的水液，到小肠这个部位要进行分流，
富含营养的重新吸收利用，而没有营养的则被排出体外。

所以，孩子小便黄，清小肠即可。小肠经在
孩子的小指尺侧从指根到指尖的位置。操作很简
单，家长以左手握住孩子的小手，让小指尺侧朝向
自己，然后用右手拇指直推孩子的小肠经，从指根
推向指尖，操作 200 ～ 300 次为宜。坚持一两天，
孩子的小肠火就能扑灭啦，也可消灭疾病于无形。

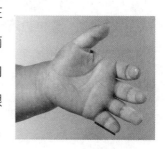

孩子有热了，你是看着不管还是这样做

宝宝在六个月后，就可以吃一些辅食了，然后随着孩子味蕾逐渐发育，他们对食物的好奇心也开始增大，食材的范围和数量也开始不断增加。家长在为孩子们能尝得人间美味而高兴的时候，问题也随之而来。一些食物因为热量大、干燥、难消化，宝宝进食后，肠胃短时间内很难建立适当的消化机制，所以特别容易上火。

咱们当父母的就是这样，看着孩子大口大口吃饭心里高兴，生怕吃不饱。但是，生病了一带孩子到大夫那，大夫就会说，食积啦，有热啦。孩子生病了又心疼。

口为脾之外窍，胃之所系。脾胃里有火，反映在口腔上便是口舌生疮、口腔溃疡、口臭等。有热啦，帮孩子清清吧，这时候可以试试一种推拿手法——"水底捞月"。

"水底捞月最为良，止热清心此是强"，这是《按摩经》上对此法的评价。"水底捞月"法是小儿清心、退热、泻火的常用推拿手法。

操作时孩子取坐位或仰卧位，家长坐其身前。用一手握捏住患儿四指，将掌面向上，用冷水滴入患儿掌心，用另一手拇指螺纹面着力，紧贴患儿掌心并作旋推法，边推边用口对其掌心吹凉气，反复操作 3～5 分钟。

需要提醒家长的是，这个方法比较寒凉，虽然能治疗一切热病，但是不要经常这样给孩子按哦，热退了就停了吧。

你可以给孩子试一试，就当是个游戏玩一玩，很好玩的哦！

打马过天河，每个妈妈都应该会的退烧绝技

很多宝妈跟我反映，说"清天河水"的方法是好，可是那横着一下下刮，宝宝一是感觉疼，二是看着害怕，孩子发烧的时候本身情绪就容易烦躁，这可怎么办呢？

是啊，再神奇的方法，没有办法实际操作，那不等于没说吗！

其实，天河水还有另外一个按摩方法，同样可以起到退烧的作用。那就是"打马过天河"，这个方法更有节奏感，就像弹琴一样，孩子当然也更容易接受啦。

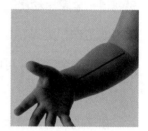

所谓"天河水"的位置，就是手厥阴心包经在小臂的循行路线，也就是儿童小臂内侧正中间的位置。操作时父母左手握住小儿左手或右手，掌心向上，露出小儿手臂，父母用右手食指、中指指面蘸清水，自小儿前臂内侧腕部向肘部如弹琴一般轻轻拍打 5 ～ 6 次为一回，如此拍打 100 ～ 300 回，可以左右手臂交替，以小儿手臂经拍打出现潮红色为上佳。

拍打时的声音就像骏马过河时，马蹄踏在石板上，所以得名"打马过天河"。

因为操作时双指蘸有清水，可以迅速带走体内的高温，相当于在高温的身体上开了个"散热窗"，清热效果很好。

最后提醒各位家长，发烧本身是宝宝体内正邪在交战，如果一发现宝宝发烧，就立刻施以药物退烧，其实不利于宝宝免疫系统的发育和抵抗力的建立。所以只要发烧不超过 38.5℃，家长都应该耐心来让宝宝激发起自身免疫

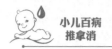

功能来调节温度，让孩子自己战胜病魔。

 ## 孩子手上三个补肺穴，多揉远离感冒发烧、气管炎、肺炎

小孩子特别容易得呼吸系统疾病，感冒、发烧、支气管炎、肺炎，一生病就得"全家总动员"。要是住院就更麻烦了，孩子生病家人得陪着，影响心情影响工作，大人花钱孩子受罪。家长们可以经常给孩子推推肺经、掌小横纹、精宁三个穴位，可以帮孩子补肺气，少生病。

◎ 肺经

孩子的无名指掌面，从指尖到指根的一条直线就是肺经穴。从指尖向指根推就是补肺经，反之就是清肺经。如果小孩子受寒了，或者肺气虚，经常感冒发烧、气短、声音低怯，家长就可以给孩子补补肺经。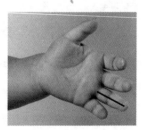

另外，肺属金，脾属土，土生金，所以家长给孩子补肺经的同时，可以给孩子补补脾经，效果就更好啦！

反过来，如果孩子发烧、咳黄痰、口咽干、大便干，则属肺热，这时候可以给孩子清清肺经。无论清补，都是 150 ～ 300 次。

◎ 掌小横纹

这个穴位在小指指根与掌横纹之间的细小纹路，它有清热散结、宣肺化痰的功效。所以，如果孩子口舌生疮、肚子胀、经常咳喘，都可以给孩子揉揉掌小横纹。左手抓着孩子的左手，右手大拇指放在穴位上，揉 300 次即可。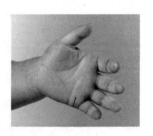

◎ 精宁

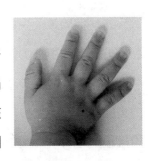

很多家长问，我家孩子也没啥事儿，就是嗓子
有痰，呼噜噜的，还气短，这时候就可以给孩子掐掐
精宁穴，因为这个穴位行气、破结、化痰。另外，孩
子呕吐，家长也可以给孩子掐精宁穴。位置如右图
所示。

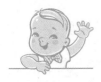

小孩子反复感冒发烧怎么办

反复感冒发烧的孩子，门诊上大多分两种类型。

一类是"表虚里热"，这类孩子内有积热，外感风寒，经常一受风、一降
温就感冒发烧。这时候家人可以给孩子买中药颗粒剂玉屏风散服用。

还有一类孩子是"脾胃积热"，这样的孩子脾胃里有实热，多伴有大便
干、手心热、扁桃体反复发炎等症状。这时候，让孩子吃中药颗粒剂消积散
配三甲散，效果比较好。

"治病有缓有急，不必急着见功！"大家要牢记。

如果是三岁以下的孩子，不爱吃中药的话，也可以试试小儿推拿。方法
也很简单，每天晚上给孩子捏脊一次，每天早晚给孩子补肺经、清大肠各5
分钟。

◎ 捏脊

捏脊可以调整阴阳，通理经络，促进气血
运行，改善脏腑功能，对食欲不振、消化不良、
腹泻、失眠及小儿疳积、感冒、发烧等效果都
非常好，建议每个当父母的都学一学。

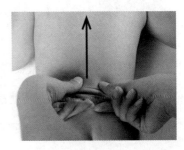

方法很简单，先让宝宝趴在床上，背部保持平直、放松。家人站在宝宝后方，两手的中指、无名指和小指握成半拳状。然后食指半屈，用双手食指中节桡侧面，抵在孩子的尾骨处；大拇指与食指相对，向上捏起皮肤，同时向上捻动。两手交替，沿脊柱两侧自长强穴（肛门后上3～5厘米处）向上边推边捏边放，一直推到大椎穴（颈后平肩的骨突部位），算作捏脊一遍。

◎ 补肺经

小儿的肺经穴在无名指掌面，从指根向指尖呈一条直线，从指尖向指根推称补肺经，每次5分钟左右，可补肺益气。

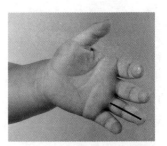

◎ 清大肠

小儿的大肠经在食指桡侧（靠近大拇指那一侧），自指尖至指根呈一直线。从指根往指尖推就是清大肠，可通利肠腑、除湿热、导积滞。这里多说一句，如果您的孩子拉肚子了，可以从指尖往指根推，那就是补大肠了。

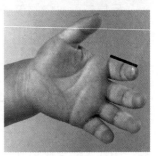

这里需要提醒各位家长的是，小孩子的穴位跟大人不一样，大人的穴位是一个点，但是小孩子的穴位可能是一条线，或者一个面，所以这点不必奇怪。

孩子经常感冒发烧，试试"固表止汗四大穴"

小孩子感冒发烧是家长最头疼的事了，很多家长反映孩子老是感冒发烧，还有些家长说孩子一生病就是毛细支气管炎、肺炎，或者久咳不止。其实，只要把孩子的"表"给固住了，孩子不出汗受凉，就不容易感冒发烧了。今天给各位宝妈推荐"固表止汗四大穴"!

这四大穴就是补脾经、补肺经、掐肾顶、补肾经。其实大家一看就明白,那就是补脾、肺、肾! 为啥要补这三脏呢? 这一切都跟"气"有关! 中医认为,气的来源有三。

◎ 脾生营卫之气,要补脾经

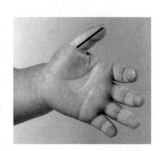

中焦脾为后天之本,为气血生化之源,饮食水谷之气在这里化为人身之营气卫气,所以,孩子要补脾经。脾经穴很好找,在大拇指桡侧,由指尖向指根呈一直线。用您的左手抓住孩子的左手,把您右手的大拇指放在孩子左手的大拇指桡侧,由指尖向指根直推 300 次即可。

◎ 肺主一身宗气,要补肺经

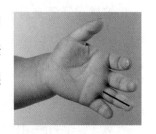

肺主气,司呼吸,自然界的清气依赖肺的呼吸功能进入人体,从而化为人身之宗气。补肺经这个手法也非常简单,沿无名指掌侧,从无名指的指尖向指根推就可以了,300 次即可。

◎ 肾主元气,要掐肾顶、补肾经

肾为先天之本,人之生,禀受父母的先天之精,藏于肾中,其中一部分化为人身之元气。

所以,经气生成当与肺、脾、肾三者都有关,三者之气在十二经的循环中化为一气,已无法分辨,统称为一身之经气。

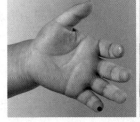
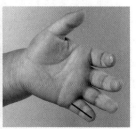

大家要记住,给孩子补肾经的时候最好配上掐肾顶。先掐肾顶 5 次再补肾经,效果最

好了，这是小儿推拿师的经验。

肾顶穴在孩子小指的指顶上，用您的大拇指掐5次就可以了。肾经在小指掌面，由指根向指尖方向推，即补肾经。300次即可。

如果您的孩子经常感冒发烧，把这套手法做一遍，孩子的元气、宗气、营卫之气都能补到。正气存内，外邪焉敢来犯？

 孩子眼屎多、脾气大怎么办

很多妈妈反映，经常会碰到孩子眼屎多的情况。一觉睡醒，眼屎都把眼睛给糊住了。白天也会出眼屎，这边刚用纸巾擦掉，没一小会儿，眼角的眼屎就聚成小堆了。另外，孩子还脾气大、性子急躁，这是怎么回事？

这其实是宝宝上火了，上的是肝火。中医说"肝开窍于目"，所以有肝火了，首先就会从眼睛上显示出来。提醒各位家长，这时候如果妈妈不及时处理，眼屎把眼睛糊住，孩子不舒服，就会不自觉地用脏手揉眼睛，这就有可能诱发急性结膜炎等疾病。

其实，这时候可以给孩子清一清肝火，可以试试下面的手法：

◎ 清肝经

肝经穴就在孩子食指掌面从指根到指尖呈一条直线，从指根往指尖推就是清肝经了。推300次。

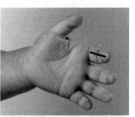

◎ 清心经

心经穴跟肝经穴邻近，就在孩子的中指掌面，也是从指根往指尖推。推300次。

◎ 推坎宫

坎宫穴也是一条线，从眉头到眉梢。推的时候很

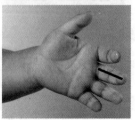

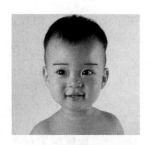

简单，用你的两手大拇指在孩子的眉头往眉梢分推就可以了。坎宫穴也有清热解表的作用，常常和清肝经配合起来，清肝火效果非常好。推 100 次。

如果眼屎特别多，可以再加清天河水 300 次。方法如前述。

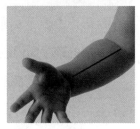

肝热的宝宝还可以吃一些清肝明目的食物，如芹菜、莲藕、丝瓜、黄瓜、橙子、苦瓜、无花果、豌豆苗、茭白等。

孩子高热，家长不可不知的推拿、护理小常识

孩子高烧的时候，家长们会非常担心害怕，其实，宝妈们多掌握一些孩子高烧方面的知识，就不会太担心了，高烧和别的疾病一样，都是"纸老虎"！

关于体温的基本常识要知道。

小儿体温常以肛温、腋温、口温衡量。通常情况下，腋温比口温（舌下）低 0.2 ～ 0.5℃，肛温比腋温约高 0.5℃左右。若腋温超过 37.4℃，且一日间体温波动超过 1℃以上，可认为发热。

所谓低热，指腋温为 37.5 ～ 38℃；中度热，38.1 ～ 39℃；高热，39.1 ～ 40℃；超高热，则为 41℃以上。发热时间超过两周为长期发热。

孩子高热，家长不可不知的小知识。

1. 注意孩子的精神状态。如果孩子发热虽高，但精神尚好，服药退热后仍能笑能玩，与平时差不多，说明孩子病情不重，可以放心在家中调养。若

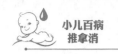
孩子精神萎靡、倦怠、表情淡漠，则提示病重，应赶快去医院。

2. 观察孩子面色。如果孩子面色如常或者潮红，可以安心在家中护理；若面色暗淡、发黄、发青、发紫，眼神发呆，则说明病情严重，应送医院。

3. 观察孩子有无剧烈、喷射性呕吐，若有，则怀疑颅脑病变，应去医院。

4. 观察孩子有无腹痛和脓血便，不让按揉的腹痛提示急腹症，脓血便提示痢疾等，也必须上医院。

高烧的孩子如何进行家庭护理？

如果孩子仅有高热，没有上述各种合并症出现，尽管退热缓慢，或者时有反复，也不必担心，应该耐心在家中治疗、护理，可采取如下措施：

1. 保持环境安静、舒适、湿润，室内定时通风，成人不要吸烟。

2. 发烧是机体对抗外来微生物入侵的保护性反应，有益于增强机体抵抗力，因此，38.5℃以下的发烧不必服退热药。只有体温超过 38.5℃以上，才需采取退烧措施。很多家长一看孩子发烧就害怕，开始吃各种药，长期这样会导致宝宝的免疫力严重下降！

3. 病儿的衣服不宜穿得过多，被子不要盖得太厚，更不要"捂汗"，以免影响散热，使体温升得更高。

4. 要鼓励孩子多喝白开水。发热后孩子食欲减退，可准备一些可口和易于消化的饭菜，选择孩子体温不高或吃药退烧的时机进食，但不要吃得太饱。

5. 保持大便通畅。

小儿推拿退烧效果好！

高热是很多疾病中常见的一种症状，感染性疾病、非感染性疾病和变态反应等情况都可以引起高热，当人体的体温过高时，对人体是一种伤害，所以必须要退热。小儿推拿中有一些专门退热的穴位，给家长们介绍一下。

◎ 清天河水

自小儿前臂内侧腕横纹中点推向肘横纹中点 500 次，可清热泻火。如果

宝宝高热，可用"打马过天河"，用食、中指蘸凉
水，自腕横纹处一起一落弹打至肘横纹，同时用口
吹气随之，此时手法一定要做到位，刺激量要够，
否则退热效果不佳。

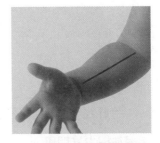

◎ 退六腑

六腑在小孩的前臂尺侧，即小指一侧，从
手腕到内肘尖呈一条直线，从内肘尖向手腕方
向直推即退六腑，500 次，此穴对于壮热烦渴
者效果很好。

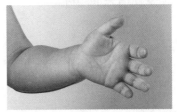

◎ 捏脊

家长用两手的食指和拇指将小儿脊柱上的
肌肉轻轻捏起，从下往上，捏 5 ～ 8 遍，可以
强身健体，增强孩子体质，还可以退热。

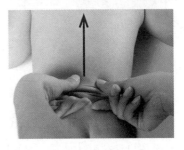

小儿低热、中度热、高热、嗓子疼，
可以这样给孩子推拿

上次给大家讲了小儿平肝清肺的推拿手法以后，很多宝妈宝爸问我，结
合疾病怎么进行推拿呢？今天咱们就请河南中医药大学第一附属医院推拿科
副主任医师高山以"平肝清肺"为基础穴，加上其他配穴，来治疗"小儿低
热、中热、高热、嗓子疼"等病症。

"平肝清肺" 为基础穴

◎ 平肝经

平肝经，也叫清肝经，顺着孩子食指的指肚从指根往指尖推即可，100 ～ 150 次。

◎ 清肺经

顺着孩子的无名指指肚从指根往指尖推就是清肺经，100 ～ 150 次。

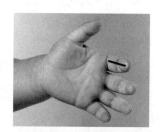

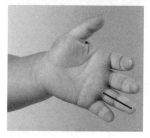

配穴

◎ 低热加清天河水

天河水穴很好找，在孩子前臂掌侧正中线，从腕横纹到肘横纹的那一段就是。从腕横纹到肘横纹推就是清天河水，具有清热退烧的作用，150 次即可。

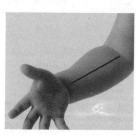

宝妈们记住，天河水穴是个凉性的穴位，当孩子出现热证的时候都可以用，比如上火、内热大、烦躁、脸红、舌质红、痰黄、小便黄、夜里睡觉不安宁等。

◎ 中度热加取天河水

"取天河水"和"清天河水"是两种不同的手法，其实很简单，把清天河水的推拿方向反过来，从肘横纹向腕横纹推就是取天河水。

取天河水要比清天河水退烧效果好一些，因为清天河水偏重于清热、退烧，而取天河水则有滋阴降火的作用。当孩子发烧在 38 ～ 39℃ 时，可以用取天河水，150 次即可。

◎ 高热时可以取天河水加退六腑

体温超过 39℃ 为高热，这时候除了给孩子用取天河水外，还要用上退六腑。孩子的小指外侧从手腕到手肘那条线是六腑穴，从手肘向手腕推就是退六腑。退六腑，顾名思义，就是退掉六腑之热。退六腑 150 次。

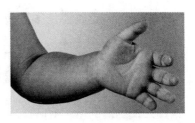

◎ 咽喉痛时加上掐少商

宝妈们记住，少商穴是肺经的最末一个穴位，在大拇指指甲根角侧向外向上 0.1 寸的地方。少商穴可以治疗咽喉肿痛。很多家长有过难忘的经历，当孩子嗓子疼，去找小儿推拿师推拿的时候，有经验的小儿推拿师会在孩子的少商穴上针刺放血，孩子的嗓子很快就不疼了。

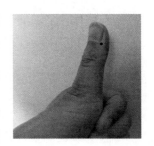

针刺放血比较专业，家长们给孩子掐少商穴就可以了，1 分钟即可。

小儿退烧的三种推拿手法，不可用错

如今，小儿推拿非常流行，很多家长也学了些这方面的知识。但是，家长在这方面毕竟学得不全面，所以在给孩子推拿的时候一定要慎重，尤其是在用小儿推拿给孩子退烧的时候。

河南中医药大学第一附属医院从事小儿推拿工作的专家高山副主任医师说，常见的用于小儿退烧的推拿手法有三种，分别是清天河水、退六腑、水底捞月，这三种手法都有退烧作用，但也是有区别的，家长们一定要注意。另外，在推拿的次数、轻重、快慢方面也要注意。

◎ 清天河水

清天河水这种手法很简单，就是在前臂正中，从手腕的横纹推到手肘的横纹上，这条线正好在心包经上，所以逆心包经来推具有清火退烧的作用。这种退烧方法的好处是清热但不伤阴，一般孩子发烧不超过38.5℃的时候用很好。

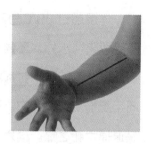

◎ 退六腑

五脏属阴，六腑属阳。脾属阴，胃属阳。孩子为什么容易胃热、食积？就是这个道理。孩子发烧了，把六腑穴退一退，清一清，同样可以起到退烧的效果。

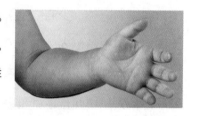

但是家长们要注意，退六腑主要针对的是实热，这类孩子除了发烧外，大多还会伴有大便干、口臭、胃口差、肚子胀等，也就是说，不仅胃里有食积，大肠也不通。这时候用退六腑，胃、大肠通了，烧自然就退了。那反过来，如果孩子没有实热，用这种方法来退烧，就容易伤到孩子。

◎ 水底捞月（或叫水底捞明月）

水底捞月这种方法，是顺着孩子的小指，从指尖往下推，然后再回到手心上，画了个弧。小指是肾经穴所在之处，手心是劳宫穴所在之处，劳宫穴是心包经上的穴位。用这种手法，意思是引肾水到心包经上，有养阴清热的作用。这种退烧方法很好，低热高热都可以用。

◎ 手法的快慢、轻重、次数多少，千万要注意

除了推拿方法外，手法也非常重要，同样的穴位，推得越快，泻得越厉害，清热效果越好；手法越重，退烧效果越好；次数越多，退烧效果越好。

◎ 最近感冒发烧的孩子特别多，这样推拿很有帮助

天凉好个秋啊！气温骤降十多摄氏度，很多孩子中招了，感冒发烧的特

别多。孩子发烧、流清鼻涕、咳嗽、没精神，这时候可以试试小儿推拿，能
够帮助孩子快速康复。

◎ 平肝经

肝属木，肺属金，本来是金克木，管制住肝火
不过旺，当肺受到外界侵犯时，金无法管制木，为预
防肝胡作非为，所以要平肝。肝经位于小孩的食指掌
面，从食指指根向指尖方向直推即为平肝经，也叫清
肝经，300 次。

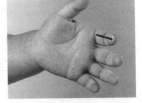

◎ 清肺经

肺经在孩子的无名指掌面，从指根到指尖呈一条
直线，从指根推向指尖为清肺经，500 次，可以宣肺
清热，止咳化痰。

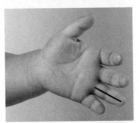

◎ 清天河水

天河水穴位偏凉，清天河水可退热除烦，是退热
的主穴。天河水在小孩的前臂内侧正中，从手腕到肘
窝呈一条直线，从手腕向肘窝方向直推为清天河水，
500 次。

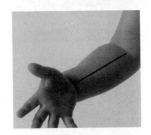

◎ 清补脾经

将小儿拇指屈曲，以拇指端循小儿拇指桡侧缘
由指尖向指根方向来回推。孩子着凉感冒为什么要清
补脾经呢？肺属金，脾属土，清补脾经是取"培土生
金"之意，促进肺部功能的恢复，推 300 ～ 500 次。

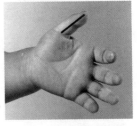

◎ 掐五指节

五指节是指手背部的指间关节，掐 5 ～ 8 遍，可
以和气血，帮助机体调整阴阳平衡。

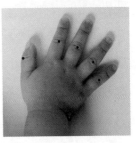

◎ 给宝爸宝妈的建议

孩子感冒期间要少食多餐：对于感冒期间的儿童，饮食的护理既要满足孩子的口味，还要注意营养的合理搭配。除早、中、午餐外，可再增加餐次，食品多以鸡蛋羹、水果、果汁、碎菜、稠粥为宜。

还有就是宝宝流鼻涕时，父母可用柔软的手绢擦拭，因为宝宝的皮肤很娇嫩，擦拭多了会令宝宝感觉不舒服，所以擦鼻涕后可用湿热毛巾捂一捂，孩子会更舒服一些。

给孩子除烦、安神、退烧，请用这个穴位

天一热，小孩子最容易受不了。小孩子为纯阳之体，内热大，容易手心热、烦躁、爱闹腾，晚上该睡不睡。这时候，家长可以给孩子揉一个穴位，那就是内劳宫。

内劳宫穴很好找，就在咱们的手掌心上。把手除大拇指以外的四指向掌心握紧，中指抵住的那个点就是内劳宫穴了。内劳宫穴是心包经上的穴位，它可以清心热、泻肝火，还有凉血润燥、安神和胃的作用。

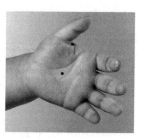

如果感觉孩子有内热了，或者烦躁不安了，爱闹腾了，都可以用您的手指给孩子揉揉这个穴位，每天一次，每次300下即可。

孩子如果发烧了，也可以往孩子的手心里滴几滴凉水，然后边用您的手指揉边吹气，这种小儿推拿手法叫"水底捞明月"。当孩子出现高烧的时候用这种推拿手法比较好，15～30次即可。

如果孩子晚上还不爱睡觉的话，您可以再配上涌泉穴。小孩子不愿意睡

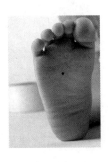

觉，多跟心肾不交有关，心主火，肾主水，心火不能下行温肾阴，肾水不能上行滋心阳，人才会难以入睡。

您可以把双手的四指放在孩子的脚背上，左手大拇指对着孩子的右涌泉，右手拇指对着左涌泉，再揉涌泉 300 次，对孩子睡眠非常有帮助。

涌泉穴，孩子这个时候用效果最好啦

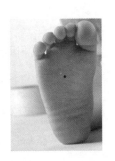

涌泉穴，很多人都不陌生，就在脚底，把脚趾头勾起来后有一个凹陷就是了。涌泉穴，顾名思义，按按就像有泉水涌出来一样。

你可以展开想象：你在沙漠里前行，天气正热，你口干舌燥，但是随身所带的水已经喝完了。正当你迈着绝望的脚步前行的时候，突然遇到了沙漠里的一汪清泉。

所以，当孩子流鼻血、嘴里长溃疡的时候，都可以给孩子揉揉涌泉穴，左右脚各揉 150 次即可。揉涌泉，肾经之气犹如泉源之水，涌出灌溉周身，同时，由于足少阴肾经起于涌泉穴，到达锁骨处，所以它本身还有疏通经络、引热下行的作用。

◎ 孩子肺有热、大便干、小便黄，都可以用它来清热

"父母不知医者不为慈"，父母多掌握点育儿知识，孩子就会少生病。

其实，小儿最常见的病有两种，一种是呼吸系统疾病，一种是消化系统疾病。小孩子肺经一有热，就容易发烧。另外，小孩子还特别容易积食，出现大便干、小便黄的症状。

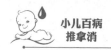
肺有热、大便干、小便黄，都可以用"二人上马穴"来清热。

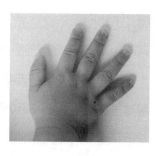

"二人上马"这个穴位，又叫"二马"，或者"上马"，它有利尿、顺气、散结等作用。这个穴位的好处是既补肾阳又滋肾阴，是双向调节。这个穴位您可以采用掐法，也可以用拇指揉法，150 次左右即可。

孩子内热大、眼屎多，怎么推拿怎么吃

很多种原因都可导致宝宝眼屎多，但大多还是孩子体内有热，即平常宝妈们所说的"上火"，这个"火"一般来自食积或者心、肝火旺等，孩子常常伴有腹胀、食欲下降、烦躁、舌质红、苔厚等症状。

对于食积或者心、肝火旺造成的眼屎多，家长们可以用小儿推拿的方法来治疗，效果真的不错哦！主要原则就是清热泻火，消积导滞。下面是一套推拿治疗的家庭常用手法，一般两三天孩子的眼屎就减少啦！

◎ 清胃经

一手以拇指端自小儿大鱼际桡侧缘从掌根向拇指根方向直推 500 下。食积之后，食物在胃中继而化热，所以要清胃经，清热化湿。

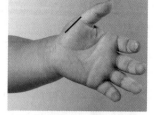

◎ 清肝经

肝经有热，所以要清肝经。肝经位于小孩的食指掌面，从食指指根向指尖方向直推即为清肝经，300 次，烦躁严重时推 500 次。

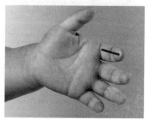

◎ 揉板门

板门，在小儿手掌大鱼际处，这个穴位可以消食
导滞、健脾和胃，效果非常好，揉 100 ～ 200 次。
宝妈们记住，这个穴位被小儿推拿师形象地称为"健
胃消食片"，多揉，好处多多。

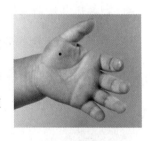

◎ 补脾经

小儿有食积，要补补脾，健脾和胃。补脾经是将
小儿拇指屈曲，以拇指端循小儿拇指桡侧缘由指尖向
指根方向推 300 次。

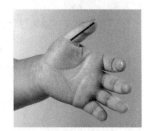

◎ 清天河水

小孩心经有热，一般不直接清心，中医认为会耗
伤心气，一般以清天河水来代替清心经。天河水在小
孩前臂的内侧正中，从手腕到肘窝呈一条直线，从手
腕向肘窝方向直推为清天河水，300 ～ 500 次，注意
这个穴位是向心方向为清。

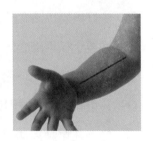

◎ 退六腑

六腑在小孩的前臂尺侧，即小指一侧，从手
腕到内肘尖呈一条直线。从内肘尖向手腕方向直
推即为退六腑，300 次。胃肠有热时，用此穴效
果很好。

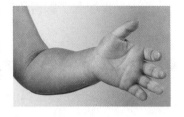

小儿内热大、眼屎多，还有几种食疗法效果不错，给孩子推拿的同时配
上食疗，会好得比较快！

1. 早上用薏米煮水给宝宝喝，具有清肠的功效，当然也可以喝杯温开水，
清洁肠胃。

2. 可以给宝宝吃点红薯粉，用沸水调至黏稠状食用，因为红薯粉可以润

肠，对便秘非常有效。

3. 可以给宝宝多吃点水果泥，如香蕉泥、苹果泥等，将水果捣成糊状后喂养宝宝。水果内富含大量维生素，同时可促进宝宝胃肠蠕动。

孩子手脚心热要生病，妈妈请这样推拿

孩子手脚心热，说明孩子的内热已经延伸到四肢体表了，如果不及时清一清，稍一受凉孩子就容易感冒、发烧、咳嗽。即便不遇寒，也容易出现便秘、口腔溃疡等问题。因此，及时清一清，可以将疾病消于无形之中，这才是一个好妈妈应该做的。

如果小孩手脚心热，家长要注意观察宝宝还有没有食欲不振、大便干结、舌苔红、口味异常、腹部发热、腹胀等症状。如果伴有上述症状，那么就是食积，也就是老百姓常说的"食火"。

由于儿童脾胃功能较弱，加之生长发育需要大量营养物质，有些家长为了给孩子补充营养，总是给孩子吃一些高脂肪、高蛋白等不易消化的食物，从而进一步加重了脾胃负担，造成饮食停滞，积久化热，从而出现手足心热的现象。

所以，这时候要给孩子清一清内热。下面这套手法很多孩子用过，是一套行之有效的方法，宝妈们不妨一试！

◎ 清胃经

一手以拇指端自小儿大鱼际桡侧缘从掌根向拇指根方向直推 500 下。食积之后，食物在胃中继而化热，所以要清胃经，清热化湿。

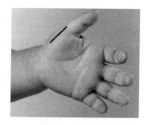

◎ 揉板门

以拇指端按揉小儿大鱼际平面 200 ~ 300 次，
可健脾和胃，消食化滞。

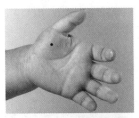

◎ 清大肠经

由小儿食指根沿食指桡侧推向指尖方向，
200 ~ 300 次，或者 3 ~ 5 分钟，可导积泄热通便。

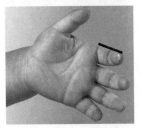

◎ 清补脾经

食积常常伴有脾胃虚弱，所以要清补脾经，健脾
和胃。将小儿拇指屈曲，以拇指端循小儿拇指桡侧缘
由指尖向指根方向来回推 500 次。

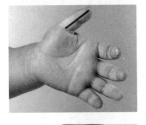

◎ 按揉阳陵泉

阳陵泉穴位于人体的膝盖斜下方，小腿外侧之
腓骨小头稍前凹陷中。阳陵泉是胆腑的下合穴，刺
激这个穴位可以直接作用于胆，胆是贮藏和排泄胆汁的器
官，按摩此穴位可刺激胆汁排出，促进食物的消化。按揉
300 ~ 500 次。

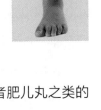

◎ 顺时针摩腹

经常食积的孩子，胃肠蠕动比较差，顺时针揉肚子可以促
进胃肠蠕动，一般 5 ~ 10 分钟。

家长也可以在医生的指导下给宝宝吃一些婴儿健脾丸或者肥儿丸之类的
中成药，配合小儿推拿效果会更好。平时注意饮食清淡，多吃时令水果蔬菜，
给宝宝养成喝白开水的习惯，少吃高蛋白、高脂肪等不容易消化的食物。

给孩子清内热的小儿推拿、食疗法

小儿身体日生夜长，生机蓬勃，阳气旺盛，也就是说小儿体质本身多偏热，过暖过饱都会使孩子感到不适，出现烦躁不安、不爱吃、不爱玩、小便黄少等。

这就是我们常说的孩子有内热了，内热大了，就称为有火。体内有热很容易招致外邪，这就是内热外感。所以发现宝宝有内热的时候最好及时处理。今天就给宝妈们介绍几个清内热的方法。

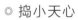

推拿法

1. 烦躁不安

◎ 清天河水

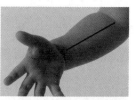

天河水在小孩的前臂内侧正中，从手腕到肘窝呈一条直线。从手腕向肘窝方向直推为清天河水，300 ～ 500 次，可清心除烦，与捣小天心配合，可除烦安神，助宝宝解除烦躁。

◎ 捣小天心

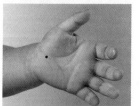

小天心位于大、小鱼际中间的凹陷处，捣 5 ～ 10 次即可。

2. 食欲下降

◎ 按揉中脘

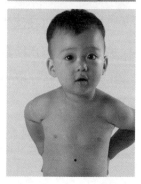

中脘在肚脐上 4 寸，也就是胸骨柄与肚脐连线的

中点，主要治疗胃腑疾病。宝妈可以用拇指按揉该穴位，50 ～ 100 次即可。

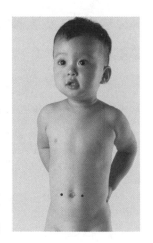

◎ 顺时针揉腹

顺时针揉肚子，可以促进胃肠蠕动，助消化，一般揉 5 ～ 10 分钟。

◎ 按揉天枢

天枢在宝宝肚脐旁 2 寸的位置，左右各一个，主要治疗大肠相关疾病，比如便秘、腹泻等，宝妈用拇指按揉 50 ～ 100 下即可。

食疗法

1. 给孩子喝些绿豆汤或绿豆稀饭，绿豆性凉味甘，能清热解毒、清热除烦，对脾气暴躁、心烦意乱的宝宝最为适宜。

2. 给孩子清内热通便，日常要注意饮食调理，冬天用白萝卜三片、梨两片，一块儿煮水吃。

3. 给孩子多吃些水果，如柚子、梨，性凉，味微酸，其特点是能清润肺系，对于肺热咳嗽、吐黄痰、咽干而痛的宝宝极为适宜。

4. 多吃以下清火蔬菜。

白菜：性微凉，有清热除烦、利二便的作用。

芹菜：性凉，能清肝火，解肺胃郁热，容易"上火"的宝宝常食有益。

莲藕：性平，最好生食或捣汁，功效清热生津、润肺止咳，若与梨汁和匀同服，其效更佳。

茄子：性凉，可以清热解毒，给易"上火"的宝宝食用时不要用油烧的方法烹饪，可以采用蒸制的烹饪方法。

苦瓜：性大凉，味苦，泻六经实火，是一味苦寒清热食品，但不宜多吃久吃。

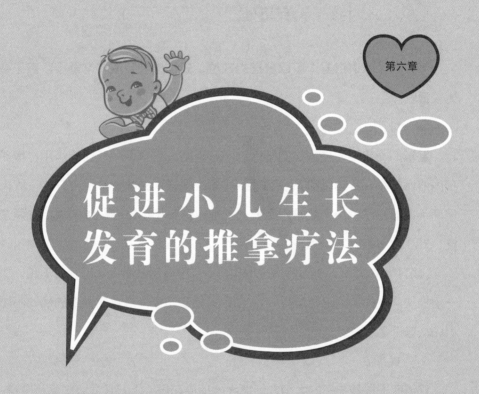

第六章

促进小儿生长发育的推拿疗法

记住这五个可以分推的穴位，
对孩子大有用处

今天给大家讲讲五个可以分推的穴位，分推这种手法非常舒服，孩子会比较喜欢。

◎ 分推阴阳

家长们一定要记住分推阴阳，也叫分阴阳，它有调和气血的作用，很多不同流派的小儿推拿师给孩子调理的时候，都喜欢先从分推阴阳开始。大人用两手握着孩子的小手腕，然后把大拇指放在孩子手掌腕横纹的中点往两边推，150 次即可。

《幼科推拿秘书 · 推拿手法》中也说："盖小儿之病，多因气血不和，故一切推法，必先从阴阳分起……"。所以，如果您经常给孩子推拿的话，不妨也先从这个手法开始，可以增强效果。

◎ 分推坎宫

双手四指扶着孩子的太阳穴，把大拇指放在眉心上，从眉心向眉梢分推，就是分推坎宫。30 ～ 50 次即可。

分推坎宫这个手法非常好，它可以疏风解表，止头痛，醒脑明目。所以，如果孩子得了风寒感冒，有头痛、发热等，都可以分推坎宫。如果您工作累了，感觉头脑昏沉，也可以用这个方法，很快就精神了。

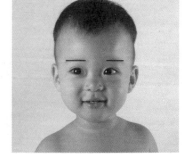

◎ 分推肩胛骨

家长们可以看一下，肩胛骨这个弧形，正对应着肺脏的位置，所以分推肩胛骨有宣肺、化痰、止咳的作用，孩子咳嗽、支气管炎、肺炎、哮喘等，家长都可以给孩子分推肩胛骨。把四指握起来，大拇指放在肩胛骨上方，往下作弧形分推就可以了，每天 150 次即可。

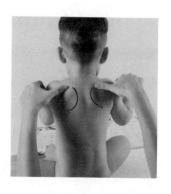

◎ 分推膻中

膻中穴很好找，孩子两个乳头连线的中点就是了。把两手的大拇指放在膻中穴上，向两侧分推。有些孩子咳嗽、气喘、胸闷，可以用这个手法，100 次即可。

◎ 分推腹阴阳

把双手四指放在孩子的两肋，两手的大拇指放在中脘穴上，向两侧分推。中脘穴很好找，孩子

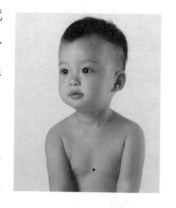

两个乳头连线的中点是膻中穴，膻中穴与神阙穴（肚脐）连线的中点就是了。孩子肚子胀、消化不良、呕吐，用这个手法最好了，150 次即可。

 孩子手上的 2 个补肾穴，让孩子聪明、强壮、少生病

中医说，肾主骨生髓。另外，髓通脑，脑为髓海。再者，肾，其华在发。这三句话的意思是，补肾可以壮骨，可以让孩子的身体强壮，补肾可以益脑，可以让孩子更聪明；补肾可以养发，让孩子的头发乌黑光亮。

另外，如果有些孩子经常生病、体质差、发育晚、早产、遗尿等，都可以补一补肾。孩子手上有 2 个跟肾经有关的穴位，经常给孩子捏一捏，可以让孩子聪明、强壮。

◎ 补肾经

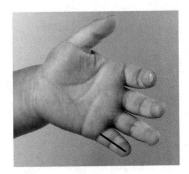

沿小指掌面从指根向指尖推即为补肾经，150 次左右即可。

◎ 揉二人上马

二人上马这个穴位，又叫二马，或者上马。位于手掌背面，第 4、5 掌骨小头后凹陷中。这个穴位的好处是既补肾阳又滋肾阴，是双向调节。您可以采用掐法，也可以用拇指揉法，150 次左右即可。

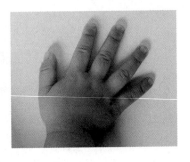

只有小儿推拿师知道：
让孩子越来越强壮的保健四大穴

越来越多的宝妈宝爸们开始喜欢上小儿推拿了，效果好，不用吃药，还治病！今天就来透露个秘密，只有小儿推拿师知道的一套推拿手法，让孩子身体越来越强壮的保健四大穴！

其实小儿推拿是有窍门的，比如保健四大穴、解表四大穴、通便四大穴、外感四大穴等，这些手法是固定的，就像广播体操一样，成套地给孩子做，效果会非常好。

◎ 补脾经

看到补脾经，估计好多宝妈心里会嘀咕，为什么又是补脾经。那当然了，脾脏是负责吸收营养物质的嘛，孩子吸收不了，身体怎么强壮呢？关于脾经穴有多种说法，有的说是大拇指桡侧，有的说是大拇指掌侧，学派很多，但有一种是统一的，那就是大拇指的桡侧。

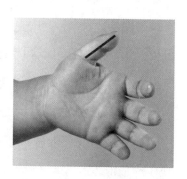

方法很简单，沿孩子大拇指桡侧，自指尖向指根推，每日 150 ~ 300 次。

◎ 摩腹

家长们千万不要觉得摩腹这个方法太简单了，这是个"日用而不知，抱着金碗讨健康"的方法，又简单又有效。顺时针摩腹，促进胃肠道通畅。另外，腹部是许多脏腑的家，肝、脾、胃、胆、肾、膀胱、大肠、小肠等脏器都住在这里，腹被喻为"五脏六腑之宫城，阴阳气血之发源"。药王孙思邈在《备急千金要方》中说："摩腹数百遍，则食易消，大益人，令人能饮食，无百病。"

每天给孩子摩腹 150 ~ 300 次，让孩子胃肠通畅、气血顺畅。方法很简单，把您的除大拇指以外的四个手指并拢，用指腹顺时针揉就可以了。

◎ 揉足三里

保健四大穴，其中为什么要有足三里？做小儿推拿的老师都知道一句话，"肚腹三里留"，意思是，只要孩子有肚腹的问题，都可以找足三里穴。民间还有句话，"揉揉足三里，胜吃老母鸡"。

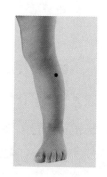

为什么叫足三里？足是指它在小腿上，三里，是理上、理中、理下之意。揉足三里，有两大好处，一是让孩

子的消化系统舒舒服服的，因为它可以治疗胃痛、呕吐、腹胀、肠鸣、消化不良、泄泻、便秘、痢疾、疳积、癫狂、偏瘦等；二是可以让孩子的免疫系统更强大，因为它可以调节身体免疫力、增强抗病能力、调理脾胃、补中益气、通经活络、疏风化湿、扶正祛邪。

足三里穴很好找，我们的膝盖上有个外膝眼，把您的除大拇指以外的四指并拢，放在外膝眼下，正下方那个凹陷的地方就是了。左右腿各揉150～300次。

◎ 捏脊

捏脊的好处太多了，它能健脾理肺，调和阴阳。如果您的孩子消瘦，经常生病，身体差，建议您多花点功夫，给孩子捏捏脊。由于捏脊影响的是整个脊柱，人体的膀胱经、督脉还有心、肝、脾、肺、肾五脏的俞穴都在这条线上，

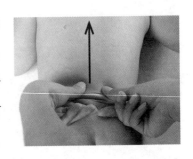

因此它具有全身的调理作用。用您两手的大拇指和食指，抓起孩子背部的皮肤，从尾椎那往上捏到颈部就可以了，每天6次即可。

 想让孩子将来成为"长腿欧巴"，现在5个喂养错误坚决别犯

每个家长都想让自己的孩子成为"长腿欧巴"，让自己的儿子、女儿有一双大长腿。在生活中，很多家长的一些错误的喂养方法往往会影响孩子的生长发育，导致孩子长不高，最常见的就是以下5个喂养错误！

◎ 坏习惯一：喂饭太饱

有位老中医讲的很有道理：现在很多宝宝吃饭不多都是家长的"自作多

情"，是家长认为他吃得不多。你想想，孩子又不傻，他不吃就代表他不饿嘛，可很多家长都是怎么做的呢，往往是赶着宝宝吃饭：来来来，再吃一口，吃饱了才能长高。其实，孩子长期吃得过饱，会损害脾胃功能，影响营养的吸收，最终影响孩子生长。

另外，营养过剩还会导致孩子性发育期提前，造成性早熟，这会导致孩子在一定年龄阶段比同龄人要高，至少不会低，但是过早地促进骨骼发育会导致骨骺在其生长发育期提早闭合，同样也会导致长不高。

建议每顿饭喂孩子八分饱，均衡营养，不要挑食，应摄入全面的营养。

◎ 坏习惯二：让孩子宅在家里

现在的生活节奏越来越快，好不容易熬到周六周日，家长们就想在家里好好歇歇，也没太多时间陪孩子，所以看书、看电视、玩游戏成了孩子们周末的日常生活。其实，日光有助于促进宝宝的生长发育，日光中含有大量的紫外线和红外线，红外线可以使血管扩张，促进血液循环，促进新陈代谢；紫外线可以杀灭致病菌，还能促进人体合成维生素 D。

建议家长在节假日多带孩子进行户外活动，呼吸新鲜的空气，适当增加宝宝的运动量。

◎ 坏习惯三：让孩子整天坐着玩玩具

每个孩子都会拥有成箱的玩具，有的孩子喜欢坐着玩玩具，一玩就是一两个小时，久坐不利于孩子的生长发育，运动的时候，特别是走、跑、跳等运动会拉扯关节，使身体的长骨受力，从而刺激生长激素的分泌。

建议家长要科学合理地安排孩子的运动，可以使他的运动形式多样化。

◎ 坏习惯四：过早叫醒孩子

家长上班，为了顺路送孩子上学，往往很早就把孩子叫醒，睡眠不足也会影响孩子的生长发育，尤其是在春季，孩子生长发育的黄金季节，一定要保持孩子足够的睡眠时间，不低于 8 小时。

人的生长激素在熟睡后 30 ～ 40 分钟会明显升高，并且夜间生长激素的分泌超过全天量的一半以上。建议家长不要让孩子当"夜猫子"，晚上早早关灯休息，保持环境安静，给孩子一个良好的入睡氛围。

◎ 坏习惯五：乱给宝宝补钙

大家都知道，骨骼的生长发育离不开钙，所以很多家长就会给孩子买各种钙片，有的甚至把钙片当糖吃，没事就给孩子嚼两粒，但是专家表示：过量补钙可能会导致骨骺的过早闭合。另外，食物补钙比药物补钙更安全。

母乳和配方奶粉是补钙的首选，虾皮、鱼肉等补钙的效果也不错，平时也可以给孩子吃点维生素 D，可以促进钙的吸收和沉积。

孩子说腿痛别担心，有可能提示您的孩子长得快

大人有病了，忍一忍算了；但是孩子一说自己哪儿痛，当爸妈的就会非常紧张。有些孩子经常会说："妈妈，我腿痛。"这就不好判断，因为小孩子活泼好动，孩子到底是摔着了、磕着了，还是生长痛？

孩子腿痛别担心，有可能提示您的孩子长得快！

对于这个问题，著名的小儿生长发育专家，河南中医药大学第一附属医院儿科三区的马丙祥主任说，小孩子腿痛在门诊上很常见，大部分是生长痛。这主要跟小孩子的身体发育有很大关系，大家想一下，孩子一岁以内会长 25 厘米左右，1 ～ 2 岁会长 10 厘米左右，2 岁以上每年会长 5 ～ 7 厘米。小孩子长得很快，如果营养跟不上，孩子当然就会喊关节痛。

◎ 生长痛有哪些表现

孩子生长痛，主要发生在下午或者晚上，孩子活动了一天，就会说腿痛，但是这种痛又能忍受，不影响孩子活动，睡一觉后就会减轻。从发生的

部位来讲，主要在膝关节周围比较明显，并且反复出现。有些孩子生长痛会比较明显，甚至影响孩子的睡眠质量，导致夜惊、夜醒、早醒、日间嗜睡等。

◎ 磕到碰到的腿痛是什么表现

当然，不排除有些孩子会有意外伤害，小孩子嘛，危险意识弱一些，又爱活动，所以很正常。但是，这类孩子大多是一条腿痛，一般磕磕碰碰很少两条腿都伤到。并且，这种意外伤多会影响到孩子的活动，比如孩子的脚不敢着地，一走就痛，负重的时间比较短，走的时候一瘸一拐的。

这时候就需要有经验的医生来进行体格检查了，比如看看孩子的腿有没有红肿，活动是不是受限，必要时还需要做进一步的检查。还有些孩子刚发过烧，因为无菌性炎症渗出，导致关节腔有积液，也容易出现腿痛，这时候就要做一下磁共振等检查。

◎ 外八字、内八字也会导致腿痛

有些孩子有足内翻、足外翻，年龄小不太明显，但是长大以后就显现出来了。这很好理解，脚掌内撇或者往外撇，走路时间肯定不长，这时候很容易被误诊为生长痛。

还有一些孩子腿痛跟肌张力高、用脚尖走路有关，这都需要家长们注意。

◎ 生长痛怎么办？

一般来讲，孩子生长痛的话，跟孩子缺维生素 D_3 和钙有关，这时候可以让孩子做一个维生素 D_3 检查。如果孩子缺乏维生素 D_3 的话，就会影响到钙的吸收，孩子当然就会出现生长痛啦。这时候可以让大夫开一些补充维生素 D_3 和钙的药物给孩子。

总之，孩子腿痛不用太担心，找专业医生对症治疗就好了，如果是生长痛的话，就补一补，孩子也会长得更高！

孩子生病初愈身体虚，这样推拿"胜吃老母鸡"

刚生完病的孩子身体会比较虚弱，尤其是冬天，孩子稍不注意就会再次生病。这也是很多孩子生过一场病以后，容易反复生病的原因。

此时，如果宝妈们能够帮助孩子一把，孩子的抵抗力就会增加，从而避免反复生病的危险。每天花上十几分钟，给孩子做做小儿推拿，就是个非常不错的办法。

◎ 补脾经

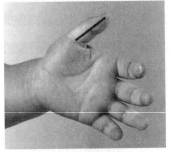

孩子生病期间的很多药物除了本身的副作用外，还多是苦寒之品，特别容易伤及脾胃。而脾胃又是孩子的后天之本，所以家长一定要给孩子补补脾经。顺着大拇指桡侧，从指尖向指根推，就是补脾经了。推 300 次。

◎ 揉中脘

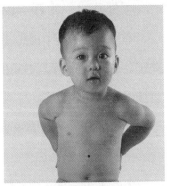

小孩子吃过一段时间药以后，胃里不舒服，容易出现腹胀、食欲不振等现象。这时候可以揉中脘 300 次，中脘穴能健脾和胃、消食和中，对腹胀、呕吐、食欲不振等都有很好的效果。中脘穴很好找，胸骨下端和肚脐连线的中点就是。

◎ 摩脐

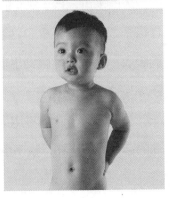

脐也叫神阙穴，就在肚脐眼处，用您手掌的掌根揉孩子的脐部，有温阳补虚的作用。前面说了，孩子刚刚病愈，身体比较虚弱，揉这个穴位效果会比较好。

◎ 揉龟尾

宝妈们记住，龟尾穴在孩子的尾椎处，对于小儿推拿师来讲，孩子便秘或者腹泻的时候都会用到龟尾穴，所以揉这个穴位有双向调节的作用，它可以调节大肠的功能。揉 150 次。

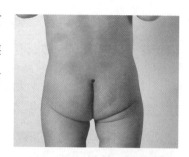

◎ 捏脊

两手沿着脊柱的两旁，从孩子的尾椎骨开始，用您的大拇指和食指把孩子背部的皮肤捏起来，一点一点向前推进，一直捏到脖子处，就是捏脊了。捏脊有调整阴阳、通理经络、促进气血运行、改善脏腑功能等作用，6 次即可。

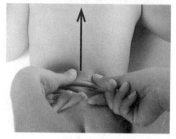

 **孩子瘦小、不吃饭，
这样推很快变成"小胖墩儿"**

昨天有宝妈留言问："孩子瘦小，不爱吃饭，怎么进行保健推拿？"可以用补脾经、掐四缝、揉板门、揉足三里、点中脘、摩神厥、摩腹，效果挺好的。

◎ 补脾经

小孩子瘦小、不爱吃饭，可能跟脾虚有关，所以第一就是要补脾经，方法如前述，300 次即可。

◎ 掐四缝

家长们一定要记住这个四缝穴，孩子的脾胃功能运化失调的时候经常用到它。小儿推拿师也非常喜欢这个穴位，他们一般是刺四缝，一出血就好，效果立竿见影。家长们可以给孩子掐一掐，10 次即可。

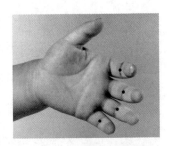

◎ 揉板门

板门穴也很好找，手掌上大鱼际的地方就是了，这个穴位也可以调脾胃，但同时还可以治疗食积、腹胀、食欲不振等，300 次即可。

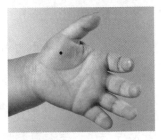

◎ 揉足三里

足三里是足阳明胃经上的穴位，我们的膝盖外有个膝眼，向下四横指的地方有个坑，就是了。按这个穴位，可以生发胃气，燥化脾湿，100 次即可。

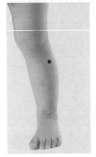

◎ 点中脘

家长们要记住，"脘"就是"管"的意思，就是管道，所以它有降逆利水的作用，点按这个穴位，胃肠这根管就通啦。这个穴位也很好找，肚脐正上方 4 寸就是了。食指和中指并拢点在中脘穴上，100 次即可。

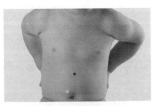

◎ 摩神阙

中医说"久病及肾"，所以还要把你的除大拇指以外的四个手指放在孩子的神阙穴（就是肚脐的位置）上，顺时针揉 100 次。

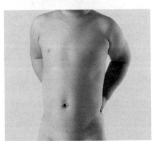

◎ 摩腹

我们的肠道左侧是升结肠，上面是横结肠，右侧是降结肠，所以，如果孩子大便稀，可以逆时针摩腹；孩子大便干的话，那就顺时针摩腹，帮助消化，100 次即可。

坚持给孩子做，很快孩子就成"小胖墩儿"啦！

揉头顶，孩子越来越聪明

小孩子的头顶有个穴位叫百会穴，在两个耳朵连线的中点，通俗地说就是头顶的中心处，经常按这个穴位可以生发阳气、醒神开窍、益智健脑。百会穴四周，还有四个穴位，中医叫"四神聪"，啥意思呢？四路神仙各守一方，让脑子更聪明！每天晚上，一手扶住宝宝的头，另一手的四指（拇指、食指、中指、无名指）分别置于四个神聪穴上，轻揉两三分钟，并反复搓擦百会穴。孩子不仅更聪明，而且晚上睡得着、睡得香！

名老中医的小儿春季"长高"推拿疗法，请宝妈照做

春天是一年当中孩子长得最快的季节，有些宝妈问有没有帮助孩子长高的推拿疗法。

著名的小儿推拿专家、全国知名老中医高清顺推荐了一套春季长高的推拿疗法，请宝妈坚持给孩子做一段时间，既长个子，又强健身体，非常棒！

◎ 第一步：补脾经

很多宝妈发现，给孩子做推拿，大多少不了补脾经，那当然了，"脾主运化吸收，主肌肉四肢"嘛，孩子只有把吃到肚子里的营养物质都吸收并输送到四

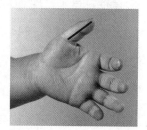

肢百骸，孩子才能快快长高嘛。补脾经 100 次。

◎ 第二步：摩腹

我们的五脏六腑除了心肺在胸腔内之外，其余都在腹部，所以经常给孩子摩腹，能健运脾胃、调理五脏、培补元气，所以古人千叮咛万嘱咐"腹宜常揉"啊！

摩腹有个技巧，宝妈们要注意，如果孩子大便干的时候要顺时针为清，大便稀的时候逆时针为补，大便不干不稀的时候可以顺揉加逆揉，平补平泻。每次揉够 5 分钟。

◎ 第三步：按揉足三里

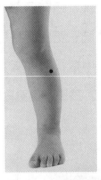

再次提醒各位宝妈，记住足三里这个穴位，从保健角度讲，它是个强壮穴。从治病角度讲，脾胃的问题如胃疼、呕吐、腹胀、腹痛、消化不良、拉肚子、便秘，肺上的问题如咳嗽、气喘、气短，心脑的问题如失眠、烦躁、难以入睡、夜卧不安，足三里都能治。足三里穴很好找，看图就知道了，左右腿各揉 50 次。

◎ 第四步：揉身柱

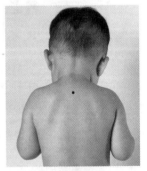

身柱，听名字就知道，身体的柱子嘛！这个穴位温补阳气，益智健脑，补肺止咳。身柱穴很好找，脖子后面低下头会摸到一个凸起的骨头，往下数 3 个脊椎就是了，揉 50 次。

◎ 第五步：按揉涌泉

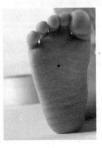

涌泉穴是足少阴肾经的穴位，在脚底板上，我们勾起脚趾头，脚底上的那个坑儿就是了。涌泉穴的意思就是，刺激它会使肾经之气犹如源泉之水从

足下涌出灌溉周身四肢各处。所以，涌泉穴在防病、治病、保健等各个方面都非常重要。左右脚各揉 100 次。

◎ 第六步：捏脊

简单地说，捏脊疗法是用双手拇指指腹和食指中节靠拇指的侧面在宝宝背部皮肤表面循序捏拿捻动的一种中医治病的方法。可以刺激人体的自主神经干和神经节，提高机体免疫功能，并整体地、双向地调节内脏活动，从而防治多种疾病。

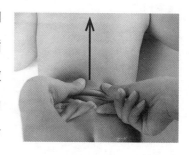

捏脊时宝妈要注意，从下往上捏是补，从上往下捏是清，从下往上捏 6 次即可。

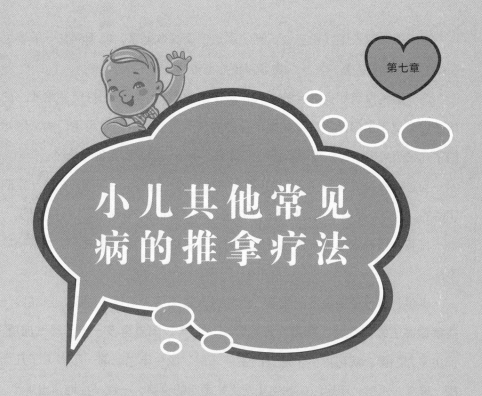

第七章

小儿其他常见病的推拿疗法

认识了手足口病，咱们爸爸妈妈还会怕它吗

最近很多家长跟我留言说，到了手足口病高发期了，能不能发一下手足口病的防治知识。看来家长们也非常担心或揪心。

这一点我是有切身体会的，去年秋天我出差，中间媳妇打电话给我，说孩子好像得手足口病了。我让她带孩子去医院看看，果然是手足口病。媳妇拍了几张照片传给我，我一看，孩子嘴里、手指缝里、脚上都是疹子。

当时我真的有点担心，但是并不太害怕，因为我对手足口病还是有一定的了解的。这点不是自夸啊，真的！不过通过电话里的语气感觉家人挺害怕的。

其实，写这本书一个很重要的原因，就是给大家普及知识，让大家临危不乱。

春夏时节是疫情高发的季节，因为进入春天后天气逐渐回暖，自然界一些病原微生物如细菌、病毒等开始繁殖，如果降雨量再多一点，湿气加重，那更是为细菌、病毒提供了适宜的生存环境。像今年也就前一段多下了几场雨，麻疹、水痘、手足口病的患儿便犹如雨后的春笋，一茬一茬地冒出来了。

河南中医药大学第一附属医院主任医师周正说，春夏时节，家长们一定要谨防宝宝患手足口病。因为，春天以后，人们外出活动明显增多，大家都窝了一冬，都想借着春暖花开舒展舒展筋骨。特别是小孩子，玩起来无拘无束，见啥就抓、见谁抱谁，自身抵抗力也不强，这就为手足口病病毒的传播提供了可乘之机。

手足口病是一种儿童传染病。为什么叫"儿童传染病"呢，因为它的易感人群主要是5岁以下儿童。5岁以上的儿童也会接触手足口病病毒，但是由于自身抵抗力强，很少发病甚至不会发病。而"手、足、口"强调的是症状部位特点，也就是说，患上这个病，主要症状表现在手、足、口腔部位。

如果家长发现孩子身体出现三处以上的红疹，甚至有水泡，特别是在手掌、足部、口腔这些部位，那孩子就有感染手足口病的风险，应尽快去医院确诊。这里需要提醒各位家长的是，患手足口病不一定发烧，因为手足口病有两种病毒，柯萨奇病毒和肠道病毒 71 型（EV71）。感染柯萨奇病毒会出现发热、打喷嚏、咳嗽等感冒症状，但感染肠道病毒 71 型则不会。

同样是手足口病，感染的病毒不同，症状表现就会有所差异。所以说，家长们不要凭经验之谈，想着孩子没有发烧呀，应该不是，或是不严重吧。这里主要判断依据是"红疹"，也就是周大夫说的，孩子身体出现三处以上的红疹，甚至是水泡。

确诊了之后，接下来便是治疗，治疗需要家长和医生配合。医生们有专业的诊治方案。对家长来说，第一件要做的事便是不要急，"不要急"是我提得最多的，为什么不要急，因为情绪会影响人的判断，做出错误的决定。这也是为什么大家要多了解医学科普的原因，我们只有对疾病有一个客观认识，才能临危不乱，处之泰然。要是什么也不懂，急也是瞎急。

任何一个病都有轻重缓急，手足口病也一样，有的患儿都没顾上去医院看便好了，有的患儿从确诊到住院一两天的时间内便迅速恶化。家长在这一环节，主要应区分手足口病的轻重缓急。

首先，影响手足口病轻重的是年龄因素。手足口病患儿的年龄越小，其危险性越大。一般来说，6 个月～ 2 岁小儿是高危人群，而死亡的高峰也在这个年龄段。3 岁以上小儿是低危人群，没有危险性。据国内病例观察，3 岁以上手足口病患儿尚没有出现死亡病例。

其次，决定手足口病轻重的是病毒因素。引起手足口病的有两类病毒，一类是柯萨奇病毒，一类是肠道病毒 71 型（EV71）。感染柯萨奇病毒危险

性相对较小，而EV71病毒比较凶险，有些患儿从发病到死亡甚至只有一二天的时间。有时候父母带孩子去医院检查，孩子身上出的疹子并不多，但医生却要求住院治疗。有的家长不了解，想着小病都让住院，肯定是医生又缺钱花了，这其实是因为患儿感染的是可怕的EV71病毒。

只要排除危险性，医生就会开些抗病毒药让孩子回家观察治疗。这时候，没有专业医生和护士的照顾，家长的作用就显得尤为重要。

家里多了个传染病患儿，很多父母手足无措，不知道从何做起。其实很简单，既然手足口病是一个传染病，那家长主要做的便是预防传染。

手足口病传播途径多，唾液、皮肤接触都会引起传染。如果自家小孩被确诊为手足口病，家长首先应进行家庭隔离，就不要带孩子外出了，留在家里养病。

其次要注重患儿的个人卫生状况，饭前便后、外出后要用肥皂或洗手液等给儿童洗手。

孩子使用的奶瓶、奶嘴、玩具等使用前后要充分清洗。屋子要勤通风，被褥要勤晒洗，防止反复交叉感染。之后，便是让孩子充分休息，多喝水，按时吃药，以期早日康复。

这样推拿，孩子睡觉就不磨牙了

记得我儿子小的时候，晚上睡觉就爱磨牙，我倒是不觉得他晚上睡觉不安稳，只是担心孩子磨牙时间久了，别再把牙磨坏了。

小儿磨牙很常见，病根儿在哪儿呢？其实还是在胃上。中医古书《医学入门》中说："以牙床属胃，牙齿属肾。"意思是说，孩子的牙床与胃有密切关系，牙齿和肾有密切关系。磨牙的时候，是牙床不舒服，才会使上下两排牙齿磨来

磨去。所以，磨牙的根本原因还在于胃里有热、胃经有火，"热则动"，所以才
会磨牙。胃有热了，宝妈们可以做做小儿推拿，用不了几天，孩子就不磨牙了。

◎ 摩腹

摩腹，就是给孩子揉肚子，摩腹可以疏通胃肠之气，对孩子的帮助非常
大。摩腹的时候家长可以注意一下，如果孩子大便干、小便黄，可以顺时针
揉 200 次，逆时针揉 100 次，这是清中有补。如果大小便正常，可以顺逆时
针各揉 150 次，平补平泻。如果大便稀、小便清，则逆时针揉 200 次，顺时
针揉 100 次，以补为主。

◎ 清胃经

磨牙的病根儿在胃热，所以肯定要清胃经了，沿
孩子手掌大鱼际桡侧缘，从腕横纹向指根推就是清胃
经，300 次即可。

◎ 清大肠、清小肠

胃经有热，大部分孩
子的小肠和大肠也会有热，孩
子会出现大便干、小便黄的
问题，这时候可以清清大肠
和小肠。

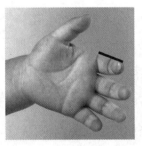
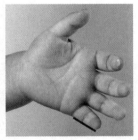

大肠经在食指桡侧，从指根到指尖呈一直线。小肠经在小指尺侧，从指
根到指尖呈一直线，从指根往指尖各推 300 次即可。当然，也有些孩子没有
大便干、小便黄的问题，可以不推，家长要酌情把握。

◎ 清板门

清板门能健脾和胃、消食化滞、运达上下之气，
可以消除腹胀、食积。顺着孩子左手的大鱼际从掌根
向指根方向推就是清板门，150 次即可。

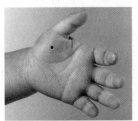

◎ 退六腑

六腑穴很好找，是一条长长的直线，沿着前臂尺侧从胳膊肘到手腕处就是了。把您的食指和中指并拢，从肘向腕推就是了。退六腑清热效果非常好，一般孩子发烧时经常会用到，所以推的次数不用太多，100 次即可，家长要记住。

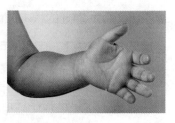

◎ 揉合谷

中医说"面口合谷收"，意思是，面和口上的问题找合谷穴就可以了。所以，还要揉合谷穴 150 次。合谷穴非常好找，在大拇指和食指中间连接的地方，也就是咱们老百姓说的"虎口"。

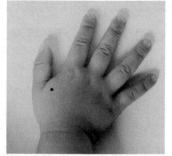

最后再次提醒一下各位宝妈，给孩子推拿，如果是手穴的话，单推左手就可以了。

另外，有一个小验方也非常管用，用芦根 30 克（一天的量），分多次泡水，加上冰糖给孩子喝，短则一两天，长则三五天，磨牙就止住了。芦根很好买，一般的中草药店都有卖的。它"味甘"，也就是说，有淡淡的甜味，孩子喝起来也不会难以下咽。如果孩子愿意喝的话，就不用加冰糖了，如果不愿意喝的话，可以适当加点冰糖调调味儿。芦根入胃经和肺经，可以清热生津，清胃热的效果非常好。当然，如果您给孩子喝上几天后，还不好，那就停掉吧，因为它是凉性的嘛，喝多了伤胃。

孩子扁桃体反复发炎、红肿，这样推拿真心不错

今天咱们来说说小儿扁桃体发炎、肿大的小儿推拿。孩子扁桃体发炎、

肿大的时候，可不单单就这些表现，宝妈们主要担心的是孩子伴随的发烧、咳嗽、流鼻涕等症状。该如何处理呢？中医认为红主热，咽喉又为肺胃之门户，所以扁桃体红肿的主要病因是肺胃有热或者风热之邪上乘咽喉，治疗上当然应以清热为主。小儿推拿手法如下：

◎ 清肺经

咽喉是肺胃的门户，所以要清清肺经。用推法自无名指指根沿掌面推向指尖 500 次，宣肺清热。肺经通畅了，咽喉部的热邪除去了，病情自然就减轻了。

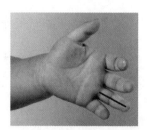

◎ 清胃经

孩子有胃火的时候，胃火上炎，熏灼咽喉，扁桃体所在的部位也容易发火、红肿。用拇指或中指，沿孩子的大鱼际桡侧，由掌根推至拇指根部，300 ～ 500 次。手太阴肺经与胃紧密相连，肺有热，胃中一般也有热，须清胃火。

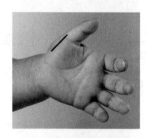

◎ 清大肠

用右手拇指桡侧面，沿小儿食指桡侧缘自指根推向指尖，500 次。肺与大肠相表里，清大肠可清利肠府，导积滞，同时使肺热有路可出。

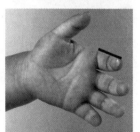

◎ 清天河水

沿小儿前臂正中，自腕横纹推向肘横纹 200 ～ 300 次，可清热泻火。如果宝宝高热，可用"打马过天河"：用食、中指蘸凉水，自腕横纹处，一起一落弹打至肘横纹，同时用口吹气随之，此时手法一定要做到位，刺激量要够，合则退热效果不佳。

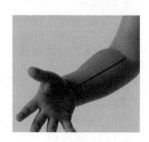

◎ 补脾经

将宝宝拇指屈曲，循拇指桡侧缘由指尖向指根方向直推 200 ～ 300 次。功效健脾胃，补气血，清中有补，清而不伤正气。

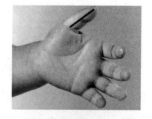

◎ 若伴有流鼻涕者，可推迎香

如果孩子同时有流鼻涕的话，可加上推迎香。在您的大拇指上蘸点香油，从小儿鼻翼两侧的迎香穴向鼻根方向直推 50 ～ 100 次。

◎ 伴咳嗽有痰者，可揉擅中、丰隆，分推肩胛骨等

可揉膻中（两乳连线中点。功效宽胸理气，化痰止咳）2 ～ 3 分钟。

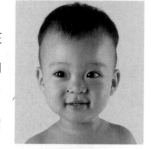

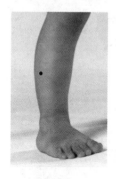

揉丰隆（外踝尖上 8 寸，胫骨前缘 1.5 寸，功效温阳化痰）1 分钟。

用两拇指分别自肩胛骨内缘从上向下推动，称为分推肩胛骨。100 ～ 300 次，功效调补肺气、止咳化痰。

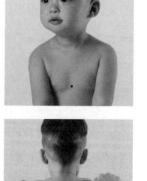

需要提醒宝妈们的是，小儿高烧可能会引起抽搐惊厥、脱水、昏迷等，如果宝宝高热不退，要及时去医院就诊。对于经常扁桃体肿大的宝宝，宝妈们可以每天晚上用淡盐水给宝宝漱口，清洁口腔。

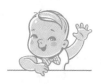

小儿盗汗伤身体，请这样给孩子推拿

最近很多妈妈问到孩子晚上睡觉出汗的问题。中医说，汗为心之液，因此出汗比较厉害的话，是会伤身体的。孩子晚上睡着的时候出汗叫盗汗，顾名思义，就像被盗走的汗一样。

食积为什么会引起盗汗？

食积后，会在体内郁而化热，热邪逼迫体内津液外泄。

为什么只在晚上睡着的时候出汗？

《内经》中讲道：阳气者，一日而主外，平旦阳气生，日中而阳气隆，日西而阳气已虚，气门乃闭。"气门"就是毛孔，意思就是说当人开始入睡时，阳气也会进入体内休息，这时如果体内有热，热就更重了，这时孩子出汗就不难理解了。

引起盗汗的原因很多，怎么辨别是食积引起的？

食积引起的盗汗，常常伴有不爱吃饭、大便干、小便黄、舌苔黄厚腻。且因为食积引起的病症，主要还是内热大，所以主要还是消积导滞，泻热通便、固表止汗。小儿推拿穴位如下：清大肠、清胃经、顺时针摩腹、清小肠，清热泻火，消积导滞；补肺经、掐揉肾顶、揉二马，补益肺气，敛阴止汗。

◎ 清大肠

大肠经在宝宝食指桡侧缘，从指尖到指根呈一条直线，由指根向指尖方向直推即为清大肠，推500次。

◎ 清胃经

胃经在宝宝大鱼际的外侧，由大拇指指根到手腕呈一条直线，从腕横纹直推至指

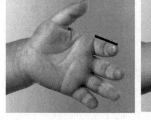
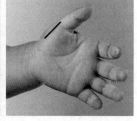

根，为清胃经，推 500 次。

◎ 顺时针摩腹

揉肚子 5 分钟。

◎ 清小肠

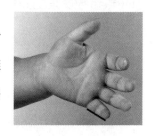

小肠经位于小指的外侧缘，从指尖到指根呈一条直线。从指根向指尖方向直推即为清小肠经，推 300 ～ 500 次，多让宝宝喝水，使体内热邪有路可出。

◎ 补肺经

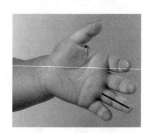

肺经位于小儿无名指掌面正中，从指尖到指根呈一条直线，从指尖向指根方向直推即为补肺经。肺主皮毛，简单地说，补肺经可以使人体更好地调节毛孔收缩，主要功效为收缩毛孔、敛汗。300 ～ 500 次。

◎ 掐、揉肾顶

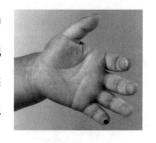

肾顶穴在小指的指尖，掐揉肾顶穴其实是两种手法。掐肾顶就是用您的大拇指指甲去一下一下地掐，10 次即可；揉肾顶就是用您的大拇指指肚去揉肾顶穴。肾顶穴是止汗的要穴，家长们可以重点记一下。

◎ 揉二人上马

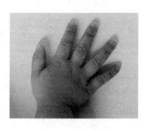

二人上马穴在手掌背面，无名指指根和小指指根中间凹陷处，是补肾滋阴的要穴。告诉大家一个秘密，小儿推拿师常用二人上马与肾顶相结合来治疗汗证。揉 200 ～ 300 下。

需要提醒宝妈们的是，小儿入睡时常有微汗出，尤其是头额部位汗出较多，但小儿其他都很正常，睡觉吃饭都还可以，精神头也不错，就没必要担心，这是正常现象。还有天气炎热、衣被过厚、吃饭太快、剧烈活动、受到惊吓，都可以导致出汗，这些都不属于病态。

这5种小儿舌苔，是细心妈妈了解孩子健康状况的重要晴雨表

去找中医儿科大夫看病时，大夫往往会让宝宝伸出舌头，看看舌苔。中医认为，舌苔是"胃气熏蒸五谷、上呈于舌面"的一种表现，它可以反映人体内部脏腑、阴阳、气血盛衰的情况，还可以反映身体中一些不良毒素的存在状况和深浅程度。

所以说，舌苔是反映孩子健康状况的重要窗口，是细心妈妈了解孩子健康状况的重要晴雨表。因此，妈妈们简单地了解一些舌苔方面的情况，就能及时掌握孩子的健康状况，及时发现问题，及时解决，避免生病。

正常舌苔薄白而湿润，干湿适中，不滑不燥，如果舌苔出现以下几种常见的情况，家长们就要注意了。

舌苔淡白

中医讲，白主寒，淡白苔提示孩子体内有寒。这类孩子大多伴有怕冷、手脚冰凉的问题，家长应该注意给宝宝保暖。现在是夏天，家长要汪意少让孩子光脚。平时，可以为孩子多做一些性质偏温的饮食，如

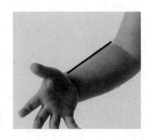

姜汤、红枣粥，或者一些清淡性温的牛肉汤、羊肉汤、红萝卜、洋葱等，也可以吃一些如苹果之类性偏温的水果，以达到驱寒取暖的目的。

平时可以给孩子多推三关，三关穴性温，可以温阳散寒。这个穴位很好找，就在小儿前臂桡侧，从手腕向肘关节的那条直线就是了，由手腕向肘关节方向直推即为推三关，300 ～ 500 次即可。

舌苔发黄

如果孩子的舌苔呈现黄色，这一信号提示孩子体内有热。这时需要调节孩子的饮食，以清淡为主，少吃油腻的食品，尤其是膨化食品，它的热量很高。可以给孩子泡点菊花水，喝点绿豆汤，也可以服用一些助消化的药物。当然，也可以给孩子做做推拿。

◎ 清大肠

大肠经在宝宝食指桡侧缘，从指尖到指根呈一条直线，由指根向指尖方向直推即为清大肠，推300 ～ 500 次。

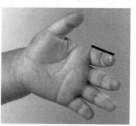

◎ 清胃经

胃经在宝宝大鱼际的桡侧，由大拇指指根到手腕呈一条直线，从腕横纹直推至指根，为清胃经，推300 ～ 500 次。

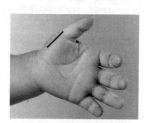

◎ 揉板门

揉板门即揉大鱼际，200 次，可以健脾和胃、消积化滞、运达上下之气。

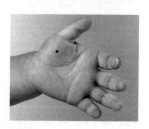

◎ 退六腑

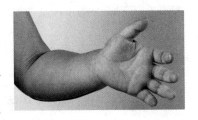

六腑穴在小孩的前臂尺侧,即小指一侧,从手腕到内肘尖呈一条直线,从内肘尖向手腕方向直推即为退六腑,有清热的作用,300 次即可。

舌苔发黑

很多家长不理解孩子为什么舌苔发黑,其实,苔黑是由苔黄继续发展过来的,此时提示孩子内热很大。如果出现急症,如急性腹痛、高热,这时需要去医院就诊,如果孩子没啥痛苦的症状,家长在护理方面可参考黄苔。

舌苔厚

舌苔厚,可能是孩子吃多了,有食积。家长们要注意啦,这时候最重要的一点是保持孩子的大便通畅,建议适度控制孩子的饮食摄入量,多吃些时令水果、蔬菜,多喝白开水,少吃甚至禁吃辛辣油腻、不容易消化的食品,家长也可以每天给孩子顺时针摩腹,5 ~ 10 分钟就行,可促进胃肠蠕动。

光滑无苔或剥苔

也有很多孩子舌面光溜溜的,没有舌苔,或者部分区域没有舌苔。中医认为这是胃阴虚,这时您的孩子可能体质较差,抵抗力弱,食欲不好,很容易得感冒、支气管炎、腹泻等疾病。建议家长多带孩子参加一些户外的活动,增强孩子的抵抗力,同时注意饮食规律,一日三餐,不挑食,摄取全面、均衡的营养。家长也可以给孩子做做推拿,如补脾经 300 次、揉板门 300 次、

捏脊（从下向上捏）6次。

宝妈们，孩子鼻梁发青的病根儿原来在这

咱们在生活中，经常见到很多孩子的鼻梁上，也就是山根的地方发青，有些孩子甚至会有一道明显的青筋。很多宝妈心生疑问，孩子这是怎么回事啊？其实，给大家一解释就都明白了。

如果留心的话，会发现这类孩子大多瘦瘦的、吃饭不好、爱挑食，甚至烦躁、晚上不好好睡觉。有些孩子比较明显，会出现头发黄、脸色黄、个子小等症状。其实，这一切的根本都与脾虚肝旺有关。

从中医五行上来讲，脾属土，主黄色；肝属木，主青色。木和土是相克的关系，这点很好理解，植物可以涵养土地，水土流失严重的话，多种树就可以克制住了。

所以，小孩子脾虚的时候容易肝旺，脾虚的时候肝木就会克脾土。这时候孩子的鼻梁部位就会发青。

事实上，很多健脾的中药里都加有平肝的中药，像咱们家长们都熟知的小儿康颗粒、小儿七星茶颗粒等，都加有钩藤、蝉蜕、灯心草等中药，这样平肝健脾，孩子喝了以后不仅可以健脾胃，还可以清热除烦。门诊上有时候遇到鼻梁有青筋的孩子，家长反映孩子晚上睡觉睡不好，给孩子开点健脾平肝的中药，孩子睡得可香了，就是这个道理。

鼻梁有青筋的孩子，家长还可以试试小儿推拿，也挺好。

◎ 补脾经

用您的左手抓着孩子的左手，用您右手的大拇指顺着孩子大拇指桡侧从指尖向指根直推，就是补脾经了，300 次。

◎ 清肝经

肝经穴在食指掌面，由指根到指尖呈一条直线，从指根向指尖推为清肝经。150 次即可。

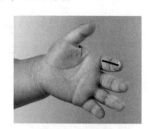

◎ 揉板门

除了脾经穴外，还有一个穴位叫板门穴，揉板门能健脾和胃、消食化滞、运达上下之气。板门穴与脾经穴一样，也不是一个点，而是一个区域，它就在大拇指下方手掌上那片厚厚的肉上。每天揉 150 ～ 300 次。

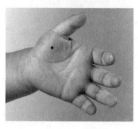

脾经穴和板门穴是两个非常好的保健穴，如果孩子肚子胀、不消化、不爱吃饭、消瘦、脸色发黄等等，家长可以常给孩子揉揉这两个穴位。

◎ 揉中脘

中脘穴对应的是胃的中部，所以刺激中脘穴可以促进胃的蠕动，中脘穴被称为"万能胃药"，主要治疗胃病，比如肚子胀、腹泻、便秘、胃痛、吃饭少、翻胃等等。有些孩子晚上不爱睡觉，翻来覆去的，家长给揉揉肚子，孩子很快就睡着了，这就跟中脘穴有很大关系，揉肚子刺激到胃了，胃里舒服了，不瘀堵了，自然就睡着了

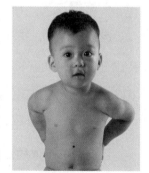

◎ 揉足三里

上文说啦，鼻梁有青筋的孩子，大多会伴有消瘦、头发黄、个子小等问题。宝妈要记住一句话，"肚腹三里留"，啥意思呢，胃肠有疾先找足三里穴。宝妈们还要记住另外一句话，"揉揉足三里，胜吃老

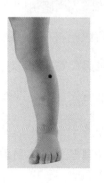

母鸡"，足三里还是个调理脾胃、补中益气的要穴。足三里穴也很好找，外膝眼下四横指的地方就是啦。左右足三里穴各揉 150 次。

整套手法有清有补，妈妈们经常做，会发现孩子鼻梁上的青筋慢慢地消失了！

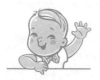 ## 孩子多汗伤身体，这样推推就好了

中医说，汗为心之液，出汗多了容易损耗津液，散耗心气。所以，对于孩子来讲，出汗多了对身体不好。但是，小儿多汗很常见，很多家长很揪心，孩子早晨醒来一起身，睡衣都湿透了。

河南中医药大学第一附属医院从事小儿推拿专业的高山副主任医师说，小儿多汗，最常见的有以下几种情况。

◎ 吃得过饱、胃有积热

家长不注意，孩子最近吃得太饱了，胃里有热。内热外寒，孩子当然就会出汗，这时候家长可以给孩子清胃经 300 次，清天河水 200 次，退六腑 300 次。没有积热了，自然就不会出汗了。

◎ 体质弱经常生病

还有些孩子体质比较弱，经常生病，也容易多汗，这时候补"气"非常重要，因为中医讲"气主固摄"，固摄不了汗就会不受控制地流出来。这时候家长可以给孩子补脾经、补肺经、推三关。脾生气，肺主气，所以要补脾经和补肺经，每天各 300 次。推三关有温阳益气、散寒解表的作用，所以也要加上推三关，100 次即可。

◎ 阴虚多汗

还有些孩子本身就是阴虚体质，也容易出汗多，这类孩子大多伴有手脚

心热、烦躁、口渴、舌质红等。对付这种阴虚多汗，一个肾顶穴就非常好。肾顶穴很好找，就在小拇指的指顶上。先捣肾顶 3 ~ 5 次，再揉 100 下，这样反复 3 次。捣肾顶的方法很简单，用你的大拇指指尖对着孩子的肾顶穴捣就可以了。这个手法我试了一下，有点疼，所以各位宝妈给孩子们做的时候要轻点！

如果您常带（给）孩子推拿，一定要看看这些禁忌

小儿推拿越来越受宝妈宝爸们的欢迎，但是，去年媒体就报道了"2 岁多小男孩命丧小儿推拿按摩店"的悲剧。那么，带孩子到小儿推拿店去推拿，或是家长自己给孩子推拿，有哪些注意事项呢？

在家自行给宝宝推拿的"五大纪律"

第一，推拿最好避开小儿饭前饭后半小时这个时间。在小儿哭闹时最好先安抚好小儿的情绪，再进行推拿。

第二，小儿皮肤娇嫩，家庭推拿一般可使用按摩油或淀粉、爽身粉等介质，以防推拿时皮肤破损，增加推拿润滑度，增强手法作用。

第三，推拿时室内应空气流通，安静整洁，室温适宜，不可过凉过热，推拿后注意给孩子避风，以免复受外邪，加重病情。此外，还需注意孩子的体位适当、舒适，力求自然。

第四，一般来说，小儿推拿的操作以推法、揉法次数较多，而摩法时间较长，掐法则重、快、少。手法刺激的强度应根据孩子年龄大小、体质强弱、

病史长短、病势急缓而定。如果病情比较轻，操作时间宜短，用力宜轻，速度宜缓，一日或两日一次；如果病情比较重，操作时间宜长，用力宜重，速度宜快，每日推拿一至二次。手法要轻柔深透，适达病所，刺激强度要适宜。给孩子推拿前一定要明确诊断，切勿延误病情。

最后一点也是最重要的一点，小儿推拿治疗前必须有明确的诊断。比如，年龄较小的孩子病情变化快，最好先找儿科医生诊治；发烧、腹痛的孩子，最好找儿科医生排除一下别的疾病。小儿疾病瞬息万变、刻不容缓，请家长不要疏忽大意。

带宝宝去推拿的"七项注意"

第一，带宝宝去推拿前要给宝宝洗干净手和脸，不要化妆，方便小儿推拿师辨证。推拿最好避开小儿饭前饭后半小时这个时间段。

第二，家长要如实回答关于宝宝身体的各种情况，告知宝宝曾经生过的比较重的疾病。

第三，专业推拿一般根据宝宝的情况使用按摩推拿介质，以防推拿时皮肤破损，增加推拿润滑度，增强手法作用。宝宝有某种介质过敏现象也要提前告知推拿师。

第四，推拿过程中注意配合推拿师的体位，调整好宝宝的体位，适当、舒适、力求自然。在小儿哭闹时最好先安抚好宝宝的情绪，再进行推拿。推拿期间家长要注意宝宝的其他异常表现，没有异常可坚持推拿。一般推拿几次宝宝哭闹现象会消失。

在按摩前要会哄孩子，不要让小家伙对推拿产生恐惧。

第五，推拿后有的孩子会出汗，可在室内休息 15 分钟，出门注意避风，以免复受外邪，加重病情。最好给宝宝备件大点的衣服或者小被子，尤其在寒冷季节。

第六，推拿调理期间一般都有节制饮食的要求，应认真遵守。避免加重宝宝病情或导致间接延长调理时间。

最后要注意的一点是，要了解宝宝的身体反应，有特别异常反应或推拿一定时间没有效果，请先送医院就诊。

著名小儿推拿专家高清顺教授的"四个叮嘱"

◎ 治病先诊断

小儿推拿是一种绿色疗法，但它的根本依据还是中医理论。因此，无论任何时候给孩子进行推拿，首先都要有明确的诊断。无论是看指纹的红紫，还是舌苔的白黄厚，抑或是敲肚子、看肛门，都要给孩子诊断清楚。

◎ 手法八个字

小儿推拿，手法非常重要。成人推拿要注意"持久有力，均匀柔和"，小儿推拿要注意"均匀柔和，平稳着实"。

为什么小儿要强调这八个字？一是小儿脏器清灵，随拨随应；二是小儿顽疾较少，治病易见效果；三是小儿皮肤娇嫩，要柔和，避免弄破皮肤；四是小儿易哭闹，给孩子推拿的时候要考虑孩子的情绪，给孩子推拿要平稳，不能上来就推；五是推法要考虑孩子的耐受度，揉法要皮肤内动外不动。

还要注意，轻推为补，重推为泻；顺推为补，逆推为泻；向心为补，离心为泻；慢推为补，快推为泻等等。

◎ 推拿用什么介质

小儿推拿常用的介质很多，医院一般常用滑石粉。但是家庭推拿的时候，

也可以用温开水、芝麻油、鸡蛋清等。

◎ 注意"轻—重—轻"的运用

给孩子进行推拿时要注意遵循"轻—重—轻"的过程，手法的深度和力度要考虑孩子的体质、耐受度，还要考虑孩子是初诊还是复诊。

经常给孩子"分推手阴阳"，好多病会悄悄消失了

家长们非常喜欢小儿推拿，其实，陪孩子玩的时候，给孩子捏捏小手，在玩乐中可以给孩子进行一下调理，可以说是一举两得。今天咱们就介绍一种小儿推拿手法，经常应用，孩子的一些病可能就悄悄地消失了。

这种手法就叫"分推手阴阳"。

手阴阳穴位于手掌根，小天心穴的两侧，近拇指端为阳池，近小指端为阴池，是一个线状穴。小天心穴位于手掌根部，大鱼际与小鱼际相接处。操作时，家长以两手大拇指从小天心穴开始，沿着大横纹，向两侧分推，以3～5分钟为宜。这个手法主要用于平衡阴阳、调和气血、行滞消食。主治因阴阳不调、气血不和而致的寒热往来、身热不退、食积、呕吐、泄泻、惊风。

由于这个穴位非常好，所以《幼科推拿秘书·推拿手法》上说："盖小儿之病，多因气血不和，故一切推法，必先从阴阳分起，诸症之要领，众法之先声。"家长在孩子患感冒、食积时进行推拿的时候，也可以先推这个穴位，效果加倍哦！

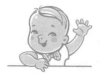

"二龙戏珠"这个推拿手法，
可以当亲子游戏玩还能治病

我儿子前两天晚上怎么哄都睡不着，后来我跟媳妇都不吭声、不理他，儿子就在那里自言自语。他说："爸爸也说我，妈妈也说我，幼儿园老师也说我，真是不开心！"我们当时听了都又心疼又可笑，觉得小孩子太可怜了。

今天咱们就学一招推拿手法——二龙戏珠。有的家长可能已经发现了，不仅可以学二龙戏珠，晚上还可以给孩子讲二龙戏珠的睡前小故事，一举两得啊！

孩子们有时也会出现心烦不寐的症状，入睡前烦躁不安、乱踢被子、频繁翻身。俗话说"日有所思，夜有所想"，大家别以为现在的孩子小，照样有心事。当然，也有一部分孩子是体内有热，烦躁难以入睡。

孩子是纯阳之体，身体正处于蓬勃生长的阶段，易受很多外因的影响而在体内从阳化火，产生内热。外感时邪则从热化火，饮食不节则内蕴痰热。身体里有热，就像睡觉的时候抱着一个小火炉，自然心烦口渴，难以入睡。说白了就是孩子阴阳的平衡被打破了。到了晚上，本来应是主静的阴气占主导，但却被旺盛的阳气压制着，所以不能入睡。

这个时候，既然孩子睡不着，家长就顺势不要让孩子睡了，拉他起来做一个小游戏，名字就叫"二龙戏珠"。

"二龙戏珠"是小儿推拿中调和阴阳、除烦镇惊的一种手法。推拿的部位在小儿前臂正面，操作时家长以右手拿住小儿的食指和无名指端，左手以大拇指、食指按在阴池、阳池两穴。然后从阴池和阳池开始往上按捏到曲池穴，这样左右手交替，捏上 3 ~ 5 次。

最后左手拿捏阴池、阳池两穴处，右手拿小儿食指、无名指摇动

5 ～ 10 次。

整个流程做完为一遍，共做 10 ～ 20 遍。推拿过程中手指上下、左右搓摆滚动，动作轻巧灵活自如，犹如苍龙摆尾。其重在按揉的拇指、中指指端如圆珠乱落，故名"二龙戏珠"。

这是个新的游戏，在陪孩子做游戏的过程中，就不知不觉地帮孩子把内火清了，游戏做完后，孩子的睡意也上来了。

阴阳平衡是生命活力的根本，人体内阴阳无时无刻不处在相互制衡的动态平衡中，而人们之所以生病便是由于阴阳失衡所致。儿童形气未充，不论阴气还是阳气都处在刚刚萌发的阶段，容易感受风寒或感受风热，外界因素很容易打破内部平衡，出现疾病。

而"二龙戏珠"是调和阴阳、温和表里的常用手法。所以，不仅在孩子烦躁不安时可以使用，其他如感冒发烧、惊风抽搐、胃冷腹泻等，只要是阴阳失调，都可以给孩子推拿。如果是热证，就重捏阳侧；寒证，就重捏阴侧。即便没有疾病，生活中经常给孩子"二龙戏珠"，也有助于平衡阴阳，提高免疫力，预防疾病。

以后孩子要是说头疼，你别再不知道咋办了

孩子感冒、发烧，有时候会伴有头疼，这一点最让咱们当家长的揪心了。为什么呢？头疼真的很难受。孩子感冒了，照样活蹦乱跳的；孩子发烧了，只要烧得不高，精神头照样十足。但是头疼就不一样了，孩子会说难受，会精神不振，家长们看着也会很难受。母子连心、父子连心嘛。

这时候，当父母的最应该做点什么？答案就是"推坎宫"。

坎宫穴位于眉弓处，自眉头起沿眉向眉梢呈一直线。用两拇指桡侧自眉

心向眉梢做分推，称推坎宫或分推坎宫，一般 30 ~ 50 次。

如果发热严重，家长在做的时候可以蘸点水，在推拿的过程中还可以快速带走体内的风热之邪。

坎的意思是低凹不平，有坎的地方就有水，因此"坎"在五行学说中属水。意思很明确，坎宫是一个属阴的穴位，以阴制阳是中医常用的治疗原则，所以推坎宫可以疏风解表，发散风热，缓解头痛。

另外，现在正值夏秋季节，孩子最容易感受风热邪气，出现感冒症状。风热感冒除了普通的感冒症状外，还会出现头痛，有很多孩子还会伴有眼睛发红。这时候，推坎宫可以把头痛、目赤这两种症状一并解决。

孩子的五个手指头对应着五脏，哪个有病一推就好

手穴是小孩子独有的穴位，年龄越大，手穴越不敏感。穴位就像药一样，家长们把手穴用好了，孩子就能少生很多病。

很多家长觉得手穴很难记，其实它是很有规律的。就拿小孩子的五个手指头来讲，它就对应着心、肝、脾、肺、肾，估计家长们看一遍就会记住了。

◎ 中指对应着心

孩子小手的中指对应着心，这点家长们很好记，心为君主之官，自然要在正中了。所以，小孩子如果上火、眼屎多，家长们可以给孩子清一清心经。清心经的手法很简单，沿着中指掌面从指根向指尖推就可以了。注意，心经不宜常清。

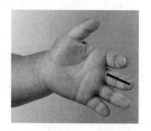

◎ 食指对应着肝

咱们老百姓经常说，心、肝、脾、肺、肾，肝在第二位，那它当然对应着食指了，因为食指就是第二根指头嘛。中医说，肝者，将军之官也。肝就像个将军一样，那性格自然是暴烈无比了。所以，如果你的孩子烦躁、哭闹、夜惊了，都可以清一清肝经。

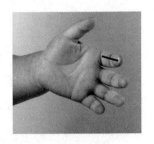

◎ 大拇指对应着脾

家长一定要牢记，孩子生病，多半与吃多了有关。因为小孩子的脾胃功能还没有发育完善，所以非常容易食积生病。小孩子的脾胃是第一位的，所以脾经穴也很好记，就在孩子的大拇指上。

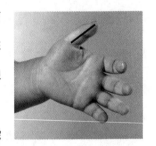

小儿推拿一般采用的手法都是补脾经，大拇指桡侧，就是脾经穴，从指尖向指根推就可以了。

◎ 无名指对应着肺

小孩子的感冒、发烧、咳嗽、肺炎、支气管炎等都跟肺有关，无名指对应着肺经。肺经穴是个非常好的预防穴，这点家长要牢记。中医说，肺主皮毛，如果哪天孩子外出受凉了，你就赶紧给他补补肺经，肺气足了，寒邪就不会通过皮毛进入体内诱发感冒、发烧、咳嗽等问题了。

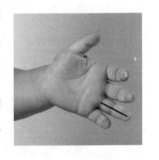

另外，如果孩子经常感冒、发烧、咳嗽、喘息等，或者有鼻炎等，您也应经常给孩子补补肺经，让肺气充足。如果您的孩子有肺热的话，比如舌苔黄、咳嗽、大便干、发热、干咳、咯黄脓痰等，就清清肺经。很多孩子没肺热了，咳嗽就消了。

◎ 小指对应着肾

肾主骨，藏精生髓，这点家长们要牢记。如果孩子个子小，智力发育不好，就给他补补肾经。另外，中医有"久病及肾"的说法，如果孩子经常生病，也可以给他补补肾。

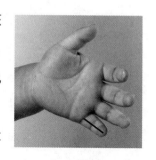

肾经也很好记，从生理构造上讲，在五脏中它本身就在最下面，所以对应着小指，也不会记错。

最后需要提醒大家的是，中医讲，向心为补，离心为泻。所以，从指尖向指根推，是补法；从指根向指尖推，是泻法。但是肾经是个特例，补肾经是从指根往指尖推，大家不要弄错了。

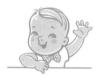

小儿夜里哭闹、睡不安稳是怎么回事

孩子夜里哭闹、睡不安稳，是怎么回事？这是个非常普遍的问题，原因主要有以下几个方面。

◎ 最常见的还是食积问题

小儿夜哭、睡不安稳，多与脾胃不和、食积有关。中医讲，阳主动，阴主静。阳在外，阴在内。入夜以后，阳气渐渐归于里，与阴相合，这时候人就会进入睡眠状态。如果孩子内有积热，阳不入阴，就容易上扰神明，情志失常，所以孩子晚上睡觉就会不安稳，有的孩子还会烦躁、哭闹。治疗方法是晚上睡觉的时候给孩子顺时针揉腹。胃不和卧不安，孩子肚子舒服了就睡着了。另外，如果孩子有食积的话，白天也要注意给孩子消消食积。

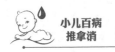

◎ 受惊吓后晚上会哭闹、睡不稳

家长们要注意，孩子们的思维跟我们是不一样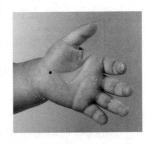的。我们觉得很平常的事物，在他们眼里可能就是"怪物"，比如白天看到狗，听到狗叫，看到恐怖的电视镜头，一声突如其来的车子的鸣笛，或者被陌生人抱等等，都会使孩子受到惊吓。有个穴位家长们可以试试，这个穴位叫小天心，小天心穴很好找，就在手掌上大小鱼际的交汇处。揉 150 ～ 300 次即可，这个穴位主治惊风、夜啼等。

◎ 缺乏安全感，尤其是剖宫产的孩子

有些孩子晚上睡觉不安稳与缺乏安全感有关，特别是剖宫产的孩子。这类家长要注意，一方面，平时要多陪陪孩子；另一方面，多鼓励孩子建立自己的社交圈子，有自己的朋友。孩子有自己的独立性了，不黏着父母了，安全感自然就形成了。

◎ 缺乏微量元素

缺乏钙、锌等微量元素的孩子，晚上也容易出现夜哭、睡不安稳的情况。当然，缺乏微量元素的孩子还大多会伴有厌食、挑食，头发稀、黄、软，生长发育迟缓等。家长可以带着孩子到医院找专业儿科医生诊断，补充微量元素即可。

 孩子的舌头像锯齿一样，是怎么回事

孩子的舌体边缘有明显的牙齿痕迹，或者像锯齿一样的痕迹，称为齿痕舌。

一般来讲，齿痕舌提示孩子体内湿气比较重，导致舌体偏大。舌头变大了嘛，就会跟牙齿"打架"，磨合时间久了，就会形成齿痕舌。湿气大，是因为孩子的脾阳虚，意思就是孩子脾脏的阳气不足，能量不够，津液不能正常运行。

脾阳虚的孩子，大多还会伴有腹胀、不爱吃饭、四肢不温、大便稀等问题，所以虽然家长看到孩子有齿痕舌，但是还没有生病，仍然要给孩子调理一下。

在小儿推拿方面，脾阳虚，当然要补脾经，每天 300 ～ 500 次。最好再加上推三关 300 次，因为推三关温阳化湿效果非常好。另外家长需注意晚上九点以后不要让宝宝喝水，因为晚上孩子的阳气弱，运化水液的能力更弱，这时让孩子喝水会增加他体内的湿气。

孩子受惊吓好可怜，宝妈应该这样推拿

小孩子由于神经系统发育不完善，因此很容易受到惊吓。怎么判断孩子是不是受惊吓了呢？受惊吓后大多数小儿一般表现为夜啼、腹泻拉绿色便、精神萎靡不振、不思饮食、失眠多梦，有的尖声哭闹、骤犯骤止，还有的表现为嗜睡，睡觉时小手小脚一抽一抽的，偏大一点的孩子还可出现幻听。

惊吓一般都是孩子受到了外界的刺激。年龄比较小的孩子，可能稍受点刺激就受惊吓了，比如小狗在他身边经过的时候叫了一声，突然有人喊了一声等等。年龄大一点的孩子受到的刺激可能更多一点，比如家长、老师的训斥，看恐怖片等等。

其实，小孩子之间还特别喜欢玩一些惊吓对方的游戏。比如，咱们小时

候，别的小伙伴会藏到门后等咱们看不见的地方，当我们从那里经过的时候，他会突然跳出来吓人一跳。提醒各位家长，如果孩子胆子比较小，家长还是提醒孩子别玩这种游戏了。下面是小儿受惊的推拿手法，如果孩子症状不太重的话，下面的手法就可以解决问题啦！

◎ 捣小天心

小天心位于大小鱼际中间的凹陷处，可以镇静安神，捣 500 次即可。

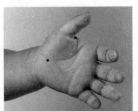

◎ 补肾经

肾经位于小孩的小指掌面，从指尖向指根呈一条直线，由指根推向指尖即为补肾经。中医认为肾主惊，意思就是说如果小孩容易受到惊吓，大部分都和肾虚有关，所以我们要补肾经，300 ～ 500 次。

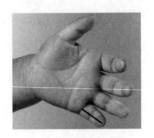

◎ 揉二人上马

二人上马在小孩的掌背小指、无名指两掌骨中间，由指根到腕横纹之掌骨中间偏下，取凹陷处。二人上马有温肾阳的作用，和补肾经相结合使用，效果更佳。300 ～ 500 次。

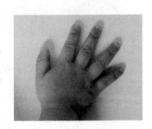

◎ 清补脾经

将小儿拇指屈曲，以拇指端循小儿拇指桡侧缘由指尖向指根方向来回推，为清补脾经。孩子受到惊吓为什么要清补脾经呢？脾属土，心属火，火生土，土为火之子，小孩受到惊吓一般是标实本虚，就是心火旺、肾气虚，实则泻其子，所以要清补脾经，300 ～ 500 次。

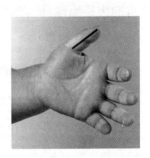

◎ 清天河水

小孩心经有热，一般不直接清心，中医认为会耗
伤心气，一般以清天河水来代替清心经。清天河水可
清心除烦、镇静安神。天河水在小孩的前臂内侧，从
手腕到肘窝呈一条直线，从手腕向肘窝方向直推为清
天河水，300 ～ 500 次。

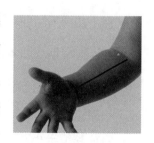

推荐个很不错的小验方——酸枣茯苓茶！

原料：酸枣仁 15 克，茯苓 12 克。

做法：将酸枣仁和茯苓加水，大火烧开后小火煮 10 分钟，最好用瓷锅，
或者小砂锅，目的就是保持药的功效，饭后温服，一天 3 次。

酸枣仁性平，味甘酸，能补血养肝、益心安神。茯苓性平，甘淡无味，
除了能宁心安神外，本身还有健脾利湿的作用，小儿疳积的时候，儿科医生
常常用到它。整个方子宁心、安神、健脾、利湿，效果很好。

这样推拿，宝宝就不流口水啦

流口水是指小儿口涎不自觉地从口内流出来，以 3 岁以下的小孩最为多
见。长期流口水可引起口周潮红、糜烂，影响饮食。中医认为本病多因脾胃
积热或脾胃虚寒所致，因口水是脾之液，所以问题出在脾脏。

因为小儿流口水病根儿在脾脏上，所以首先应健脾益气。

◎ 清补脾经

将小儿拇指屈曲，以拇指端循小儿拇指桡侧缘由指尖向指根方向来回推，为清补脾经。可以健脾胃，500 次。

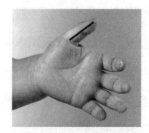

◎ 运内八卦

内八卦位于小儿手掌心，以劳宫穴为圆心，以圆心至中指指根横纹内 2/3 和外 1/3 交界点为半径，画一圆，八卦穴即在此圆上。可助气调气，加强中气的运化水湿的力量，运 500 次。

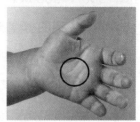

脾胃积热，小儿多怕热，容易出汗，大便干燥，小便黄，口水比较黏稠，有口气。应清胃经、清补大肠，以清胃中积热。

◎ 清胃经

一手以拇指端自小儿大鱼际桡侧缘从掌根向拇指根方向直推 500 下，可清胃中积热。

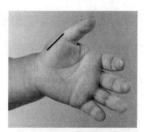

◎ 清补大肠

沿小儿食指桡侧，由虎口向食指尖方向来回推，推 200 ～ 300 次，或者 3 ～ 5 分钟，可导积泄热通便。

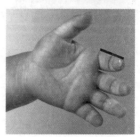

脾胃虚寒，小儿多怕冷，小便清长，容易拉肚子，口水质稀，舌质淡，苔白。应揉外劳宫、揉二人上马，以温里驱寒、温补肾阳。

◎ 揉外劳宫

外劳宫属于暖穴，可温里驱寒，对于寒性体质的孩子，有平时怕冷、手脚经常凉凉的、一吃

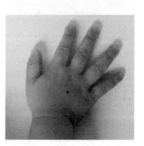

凉的就肚子疼、或者拉肚子等情况，坚持推拿效果很好。外劳宫在小孩掌背正中第三、第四掌骨中间凹陷处，揉300～500次。

◎ 揉二人上马

揉二人上马穴可大补肾之水火，肾阳足了，脾阳也会得到补充，二人上马穴在小孩的掌背小指、无名指两掌骨中间，由指根到腕横纹之掌骨中间偏下，取凹陷处，揉300～500次。

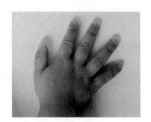

孩子身上有8个地方，经常推拿就能防病治病

家长最发愁的就是孩子生病，其实，小儿"脏腑轻灵，随拨随应"，尤其是穴位，经常推拿，就能起到与吃药一样的效果。

◎ 四缝穴就是孩子的"健胃消食片"

孩子平时如果总是食欲不振、吃什么都没胃口，或者出现胃胀、腹胀时，这时候可以掐一掐孩子双手的四缝穴。四缝穴是指孩子食指、中指、无名指、小指上靠近手掌的第一指关节的4个横纹。家长可以用

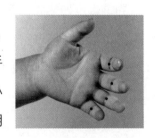

大拇指的指甲掐揉孩子双手的四横纹，力度以孩子稍有痛感但又能接受为宜，每个手指掐2～3分钟。

这个方法治食积、腹胀、消化不良等效果非常好，所以又被称为小儿推拿里的"健胃消食片"。

◎ 龟尾穴又叫"拉屎穴"，小儿便秘就找它

龟尾穴位于人体臀部的尾椎骨处。中医认为揉龟尾穴能通调督脉之经气，可以调理大肠，对通便有一

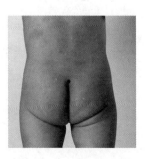

定效果。揉龟尾时家长用大拇指指腹轻按于龟尾穴上，然后做轻柔缓和的回旋转动，以 300 次左右为宜。

◎ 足三里，孩子肚子不舒服就找它

足三里是足阳明胃经的合穴，对消化系统有双向良性调节的作用，比如腹泻了按摩它可以止泻，便秘了按摩它可以通便。我们中医里有句话叫"肚腹三里留"，大致意思就是胃肠消化方面的问题，用足三里穴就能治好。脾胃是孩子最容易出问题的地方，多揉足三里，妈妈好安心！

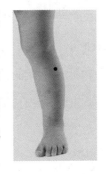

◎ 咳嗽的克星，就在肩胛骨

咳嗽估计是家长们最不愿意听到的声音了，我自己就是这样，一听到孩子咳嗽，心里就想，别是气管炎、肺炎了，揪心啊！分推肩胛骨，对各种类型的咳嗽，如热咳、寒咳、支气管炎、肺炎、哮喘等都有帮助。操作也很简单，用双手沿双肩肩胛骨骨缝做弯月形从上往下推就可以了，200 ~ 300 次为宜。

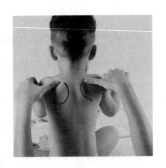

◎ 清天河水，就像给孩子喂退烧药

天河水位于前臂正中，从腕横纹到肘横纹，正好是心包经所过之处，逆推心包经，可以起到泻火清热的作用。另外，中医讲，心包经与三焦经互为表里。三焦经协调着五脏六腑，可以调通水道、运化水谷，所以它还有补脾土的作用。这个手法对于那些夜里手脚心发热、汗出烧不退、烦躁难眠，夜咳不止等热性病症，最为有效。清天河

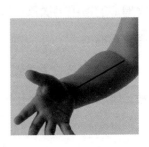

水以 300 次为宜，推时要在宝宝的小臂上抹些润肤乳，防止擦伤皮肤。

◎ 擦后脑勺，四肢协调长高个

多擦后脑勺，能刺激孩子的四肢生长。方法很简单，用手掌轻轻横着推就可以了。很多早产、低体重的孩子，用这个方法，都长得高高壮壮的。

◎ 捏脊，比吃啥保健品都管用

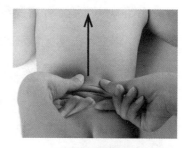

脊就是脊柱，从中医上讲是督脉、膀胱经的所过之处，经常捏可以疏通经络、调整阴阳、促进气血运行、改善脏腑功能以及增强机体抗病能力等。每天 6 次左右就可以了。

◎ 揉头顶，孩子越来越聪明

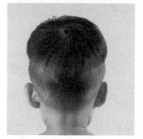

小孩子的头顶有个穴位叫百会穴，在头顶，两个耳尖连线的中点，通俗地说就是头顶的中心处，经常按这个穴位可以生发阳气、醒神开窍、益智健脑。百会穴四周，还有四个穴位，中医叫"四神聪"，啥意思呢？四路神仙各守一方，让脑子更聪明！每天晚上一手扶住宝宝的头，另一手的四指（拇指、食指、中指、无名指）分别置于四个神聪穴上，轻揉两三分钟，并反复搓擦百会穴。孩子不仅更聪明，而且睡得着、睡得香！

痰湿体质小儿的推拿法，让宝宝健康活泼、不生病

如今，痰湿体质的宝宝特别多。这类孩子大多饭量大，能吃肉，水果蔬菜吃得少。中医讲，"脾为生痰之源"，孩子过食肥甘厚腻，容易伤及脾胃，脾虚失运就会导致痰湿内生。

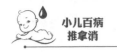
痰湿体质危害大!

小儿痰湿体质多表现为:肥胖,舌体胖大,舌苔白腻,不爱活动,大便不爽经常粘于马桶内壁,冲刷不净。许多家长觉得自己的孩子胖乎乎的,蛮可爱的。其实,这对孩子的健康是非常不利的。

比如说,孩子肥胖容易导致骨骼负重较多,如果检查骨龄会发现孩子骨龄偏大,将来可能影响孩子长高。再比如,痰湿体质的孩子爱静不爱动,不爱活动会影响体质,导致经常生病;不爱交往,影响孩子性格等。因此,家长们要注意。

其实,有一套推拿方法非常简单,健脾利湿效果非常好,宝妈们不妨给孩子做一做,效果棒棒的!

◎ 补脾经

脾经穴位于大拇指外侧,前面说了,脾为生痰之源,痰湿体质的关键在脾,所以要补脾经,300次。

◎ 摩腹

小孩子的胃和肠道等都在腹部,摩腹有利于帮助消化,还可以使五脏调和。家长们平时可以多给孩子揉揉肚子,如果大便干就顺时针揉,如果大便稀就逆时针揉,150次。

◎ 推三关

推三关有补气行气、温阳散寒的作用。三关穴在前臂桡侧,从腕横纹到肘横纹呈一条直线。从腕推向肘,称推三关。痰湿,打个形象的比喻就好像是淤泥一样,人在其中行走缓慢。推三关的目的就像引来阳光,将淤泥中的水湿祛除,这时候淤泥逐渐干燥,人在其上行走就会疾步如飞了。推60次即可。

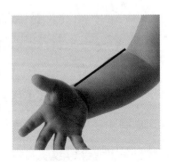

◎ 退六腑

六腑穴也是一条直线，沿孩子前臂尺侧从
肘横纹向腕横纹推就是退六腑。风、寒、暑、
湿、燥、火六邪当中，湿邪最难祛，退六腑可
以补虚泻实、健脾和胃。宝妈们注意，退六腑
的手法不要过快，60 次即可。

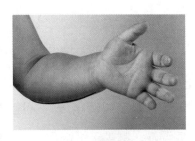

◎ 揉足三里

足三里在孩子的膝盖外侧外膝眼下四横指处。中医说，
"肚腹三里留"，肚子上的问题找足三里就对了。另外，揉
足三里还有温补的作用。左右腿上的足三里，各揉 150 次。

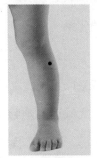

◎ 揉丰隆

宝妈们记住，丰隆穴可以健脾化痰，调和脾胃，沟通
上下、表里，化痰效果非常好。丰隆穴的位置也很好找，
看图就可以找到啦。左右各揉 150 次。

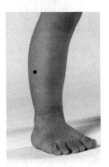

内八卦是顺推还是逆推？弄错事就大了

内八卦：位于掌心周围，通常以内劳宫穴为圆心，以内劳宫穴至指根的
2/3 为半径作圆即为内八卦。

运内八卦：用您的左手握住孩子除大拇指以外的四指，右手在孩子的内
八卦穴上做环形推动，叫运内八卦。

很多宝妈问，内八卦穴是顺推还是逆推？今天告诉大家正确答案！

◎ 顺八卦为升

以顺时针的方向运内八卦叫顺八卦。顺运八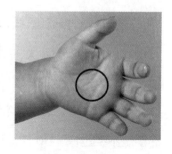
卦能宽胸理气，止咳化痰，行滞消食，还有止泻
的作用。宝妈请牢记，顺运内八卦气是上升的，
偏温性，侧重于宽胸理气、行滞消食，主要用于
消化系统疾病。

因为顺运可以提升中气，所以当孩子出现大便稀、拉肚子等症状的时候
效果比较好。反过来，当孩子有便秘、呕吐的时候就不能再用了。

顺运内八卦与补脾经、揉板门、揉中脘配合使用，可以消腹胀，对食欲
不振、消化不良的宝宝很有效。其中，顺八卦 150 次，补脾经 300 次，揉板
门 150 次，揉中脘 150 次。

◎ 逆八卦为降

以逆时针方向运内八卦叫逆八卦，能降胃气、消宿食、增饮食。宝妈请
牢记，逆运内八卦气是下降的，偏凉性，侧重于止咳平喘，和胃降逆止呕。

当然，中医讲"胃气以降为顺"嘛，再加上现在咱们的生活条件好了，
孩子大都吃得过饱，过于肥甘厚腻，食积的比较多，所以临床中逆运内八卦
使用的频率要高于顺运内八卦。孩子出现口臭、打嗝、咳嗽、呕吐、积食、
大便干结等胃气上逆的症状时，用逆八卦效果就非常好！

再给各位宝妈说一个非常棒的健脾组方吧，这是汉臣派的一个非常经典
的方子，很简单：补脾经，逆运内八卦，推四横纹。

这个方子里，补脾经气是上升的（脾主升），有健脾的作用，300 次；逆
运内八卦气是下降的（胃主降），150 次；推四横纹，可以理中行气、化积消
胀、退热除烦，100 次。如果宝妈们单用补脾经的话容易滞，加上逆运八卦
和推四横纹宽胸理气，就有补而不滞的效果，临床中效果也非常不错，大家
可以试试。

小儿呕吐、吐奶危害大，
记住这套推拿手法

孩子呕吐、吐奶的时候，作为家长会感觉束手无策。其实，孩子经常呕吐、吐奶，说明孩子胃气上逆，时间久了就会影响孩子的消化吸收，进而影响到孩子的身体和智力发育。

呕吐是小儿常见病证，以乳食由胃中经口而出为主要表现。胃为水谷之海，以降为和，小儿脾胃薄弱，凡因胃部受寒、胃热、伤食等均可引起胃失和降，气逆于上而致呕吐。

孩子呕吐、吐奶，宝妈们不妨用下面的手法给孩子做做推拿，做几次就止住了，很有成就感哦！

◎ 揉板门

板门穴在孩子手掌的大鱼际处，揉板门能健脾和胃、消食化滞、运达上下之气，当孩子出现乳食停积、食欲不振、腹泻、呕吐等症状的时候，揉板门效果特别好，100 次。

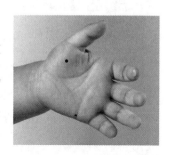

◎ 逆运内八卦

宝妈请记住，内八卦穴，顺时针推助气上升，逆时针推能降胃气、消宿食、增饮食。所以小儿呕吐时要逆推，100 次。

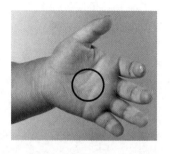

很多宝妈反映，自己给孩子推拿效果不好。手法、辨证不准确是原因之一，经验不足也是很重要的原因。比如治疗小儿呕吐的时候，小儿推拿师经常会把揉板门和逆八卦配合起来用，这样止呕止吐效果特别好。

◎ 揉中脘

中脘穴还有一个别名，叫胃脘穴，它是胃腑的募穴。所以胃里有什么不舒服，比如胃痛、胃胀、呕吐、反胃等都离不开它。中脘穴很好找，肚脐和胸骨连线的中点就是了，揉 100 次。

◎ 揉足三里

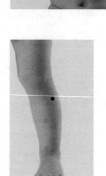

中医讲"肚腹三里留"，肚子不舒服了一定要找足三里穴。揉足三里有健脾和胃、消积导滞的作用。足三里穴也很好找，外膝眼下四横指处有个凹陷，就是了。揉 50 次。

最后提醒各位宝妈，婴儿吐奶非常常见，还有一点跟宝妈的喂养有关。小孩子是水平胃，胃口比较浅，所以孩子吃奶的时候不要吃太急，容易把空气吃到胃里。也不要让孩子吃太饱。

孩子吃完奶以后，不要马上把孩子平放，要把孩子竖着抱起来拍拍背，一方面把胃里的空气拍出来，另一方面可帮助消化。